F. BYLA ET H. PENAU

LES PRODUITS BIOLOGIQUES MÉDICINAUX

IIᵉ ÉDITION

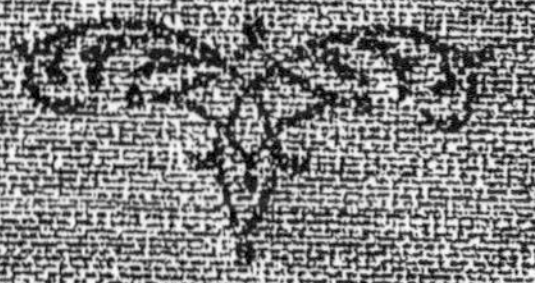

A. MALOINE & FILS, ÉDITEURS
27, RUE DE L'ÉCOLE DE MÉDECINE, PARIS

Les
Produits Biologiques
Médicinaux

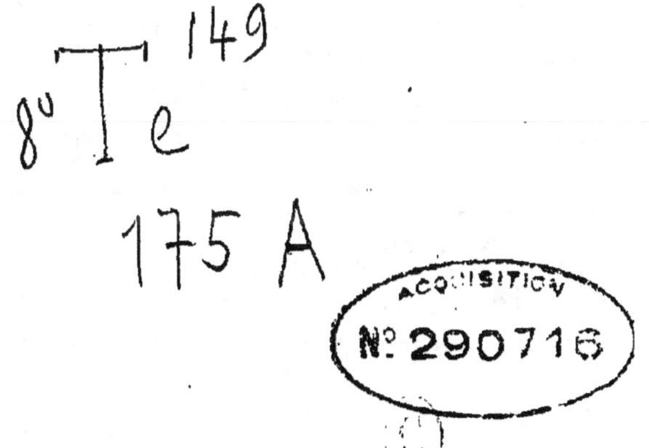

P. BYLA et H. PÉNAU

LES

Produits Biologiques

Médicinaux

IIIᵉ EDITION

A. MALOINE & FILS, Editeurs
27, Rue de l'Ecole de Médecine
PARIS
—
1921

INTRODUCTION

1° — Historique.

L'opothérapie est aussi vieille que l'humanité, car, dès les plus anciens temps, l'homme, déjà enclin à la loi mystique des correspondances, a cru acquérir certaines qualités en se nourrissant des organes qui étaient sensés les posséder ou les représenter au plus haut degré. On peut dire que, à cet égard, l'anthropophagie rituelle en représente la forme la plus parfaite.

Mais cette opothérapie, dont nous comprenons aujourd'hui la signification, a subi, au long des siècles, d'importantes transformations. Sous l'influence de préjugés traditionnels, d'analogies lointaines et symboliques, on substitua, aux prescriptions primitives, à la fois simples et naturelles, des médications complexes et dégoûtantes, dont l'absurdité devait impressionner ceux qui en usaient. L'emploi de fiel contre les ophtalmies, répandu chez les Hébreux, les Grecs et les Arabes, de la chair de vipère contre l'éléphantiasis, recommandée par Arétée, et dont Andromaque, médecin de Néron, fera la thériaque, de la fiente de poulet, des excréments de chameau, de porc et de bouc, de la poudre de cloportes, dont parle Pline, et qui furent vantés contre les paralysies, le mal comitial et l'asthme, n'a pas d'autre origine. Le moyen âge suivit les mêmes errements et pour les mêmes raisons, et l'on y trouve préconisés l'huile de scorpion, contre les apoplexies, les excréments de chien contre les hémorragies, la poudre de hérisson contre l'incontinence d'urine. Paracelse lui-même reconnaissait au crapaud des vertus mystérieuses contre la peste. Plus près de nous, on vit Van Helmont s'administrer du sang de bouc pour se guérir d'une pleurésie et Mme de Sévigné recourir à l'urine de vipère pour dissiper ses vapeurs. N'oublions pas enfin que c'est en préparant du bouillon de grenouilles, prescrit à sa femme qui était atteinte d'une maladie consomptive que Galvani fut amené, en 1791, à découvrir la pile électrique.

Cependant, bien qu'obscurci et dévié par tant de cures bizarres, le principe de l'opothérapie n'en subsistait pas moins, encore qu'appliqué à la guérison des maux physiques plutôt qu'au développement des vertus morales, et Becker, en 1622, s'efforçait à le justifier, en montrant que les organes des animaux qui correspondent à ceux de l'homme, sont capables par leurs humeurs essentielles de remplacer ceux-ci quand ils défaillent et de guérir les maladies conséquentes; « par exemple la cervelle de lièvre est bonne aux maux de tête, ainsi que les poumons du renard et de veau aux phtisiques et pulmoniques; le cœur de cerf est un grand cordial, le gésier de la poule fortifie l'estomac et le foie de loup est profitable aux hépatiques... »

C'est en reprenant ces données premières et empiriques, éclairées par les découvertes physiologiques du dix-neuvième siècle, que BROWN-SÉQUARD édifie, à partir de 1889, l'opothérapie actuelle, mais il s'inspire surtout de la notion de *sécrétion interne*, établie, vingt ans auparavant, par CLAUDE BERNARD, et qui va fournir à la vieille méthode ainsi rajeunie une base véritablement scientifique.

2° — Principe de l'opothérapie.
Les sécrétions spécifiques.

« J'ai appelé, écrivait Claude Bernard en 1867, dans son *Rapport sur les progrès de la physiologie*, sécrétions externes celles qui s'écoulent au dehors, sécrétions internes celles qui sont versées dans le milieu organique intérieur. » Mais l'illustre savant ne semblait pas alors prévoir la généralité de ce qu'il nommait sécrétion interne, dont il importe maintenant de fixer le sens et la portée.

Toute cellule de l'organisme se nourrit aux dépens du milieu intérieur commun, mais les cellules diffèrent entre elles par leur situation topographique, leur morphologie et leur fonction, ce qui revient à dire : 1° que les cellules appartenant à une certaine espèce, à un certain tissu ou organe, n'ont pas les mêmes besoins que celles appartenant à un autre tissu ou organe, et n'empruntent pas exactement les mêmes substances au milieu intérieur, et 2° que, par suite, les déchets d'assimilation qu'elles déversent dans ce milieu intérieur diffèrent également. C'est à ces déchets que nous donnons le nom général de sécrétion. Donc toute cellule, ou tout groupement de cellules pareilles, a des sécrétions qui lui appartiennent en propre, qui sont spécifiques; seules, les cellules des glandes sudoripares produisent la sueur comme seules les cellules des surrénales, l'Adrénaline, et ce qui est vrai de ces glandes l'est également des autres tissus ou organes, foie, rate, cœur, muscle, poumons, reins, cerveau, etc...

Toutefois, si chaque cellule a sa sécrétion spécifique, ces diverses sécrétions n'ont ni le même rôle, ni la même signification On s'en rend compte en observant ce qui se passe dans un élément glandulaire en activité. D'après

E. Laguesse, une partie du cytoplasma se différencie,
au milieu duquel apparaissent des grains ou goutte-
lettes (prosécrétion), qui subissent certaines modifications
avant de constituer le produit de sécrétion définitif, dont
l'élimination a lieu ensuite. Mais, tandis que dans les
glandes à sécrétion externe ou *exocrines*, les produits s'élaborent surtout dans la partie du cytoplasma qui borde le
canal excréteur, dans les glandes à sécrétion interne ou
endocrines, ils s'élaborent dans la région cytoplasmique la
plus voisine du canalicule sanguin. Il en résulte que, dans
les glandes qui, comme le foie, ont une sécrétion externe
et une sécrétion interne, il est facile de distinguer, sur les
coupes, par la disposition des éléments anatomiques, les
îlots endocriniens des autres.

Quel est donc le critérium idéal permettant d'affirmer
qu'une glande est endocrine? Quand elle répond aux
trois conditions suivantes. Il faut :

1° Que cette glande sans conduit excréteur soit péné-
trée par de nombreux vaisseaux sanguins et que ses
éléments cellulaires soient ordonnés par rapport aux vaisseaux efférents (condition d'ordre histologique) ;

2° Que l'on puisse déceler dans le sang veineux de
cet organe, un produit spécifique (condition d'ordre chimique) ;

3° Que le même sang veineux possède des propriétés
physiologiques qui se manifestent quand on l'injecte en
quantité suffisante à un autre animal (condition d'ordre
physiologique) (Gley).

C'est à présent qu'apparaît la différence du rôle des
sécrétions externes et des sécrétions internes. Les premières
(sécrétions digestives) n'ont qu'une fonction de préparation
et d'élaboration préservatrice. Les secondes, au contraire,

tombant dans la circulation, font partie du milieu intérieur commun qui baigne toutes les cellules et qui, par conséquent, les influence toutes. Dès lors, ces sécrétions internes, qu'elles se comportent comme des excitants ou des modérateurs, des aliments ou des toxiques, interviennent dans la corrélation organique et la synergie fonctionnelle, et assurent l'équilibre de l'économie tout entière. Qu'elles soient modifiées par une cause quelconque, dans leur quantité ou leur qualité, il survient nécessairement des troubles qui s'associent et se prolongent et auxquels on ne peut parer qu'en restituant à l'organe, l'élément de corrélation et d'équilibre qui lui fait défaut. Et quel meilleur moyen pour atteindre ce but, que de fournir au sujet malade sous la forme naturelle la plus approchée, les sécrétions internes qui lui manquent? Telles sont les raisons théoriques qui expliquent et justifient l'opothérapie. Nous verrons plus loin avec quelle exactitude la pratique les confirme.

3° — Modes d'action des agents opothérapiques.

Les sécrétions sont, chimiquement, des corps très complexes, dont on connaît mal, sauf exception (sécrétions externes), la composition et surtout le principe actif. On n'en juge que par leurs effets, et ce sont ces effets qui permettent de classer les agents opothérapiques d'après la manière dont ils agissent. Remarquons d'ailleurs que ces agents, quand ils sont présentés à l'état frais ou crus ou à l'état desséché, renferment autre chose que les principes actifs et notamment des substances alimentaires (thymus ou ris, rein, foie, tripes, cervelles, etc.) ou même toxiques (thyroïde). Il y aurait donc intérêt à isoler les principes essentiels dont les propriétés et les applications sont plus faciles à préciser. Malheureusement, nous n'en sommes pas encore là, et c'est pourquoi l'usage prévaut de recourir aux extraits ou sucs. De là le nom d'opothérapie (de οπος suc, et θεραπεια traitement) donné par LANDOUZY à cette méthode thérapeutique.

a) *Agents à action directe.* — Ils remplacent directement les sécrétions déficientes : extrait thyroïdien et surrénal et produit des glandes à sécrétion externe, suc gastrique, pancréatique, entéritique, bile, etc. Tout se passe comme si l'apport ainsi fourni équivalait physiologiquement à une quantité correspondante de la sécrétion naturelle, mais, comme on le comprend, cette règle ne s'applique pas absolument aux principes actifs isolés : la pepsine ne remplace pas l'extrait gastrique total, ni l'adrénaline l'extrait surrénal.

b) *Agents à action stimulante homologue.* — L'action directe n'est, en somme, qu'une exception, tandis que l'action stimulante homologue — c'est-à-dire de la sécrétion sur l'organe qui la fournit normalement — est constante pour tous les agents opothérapiques. GILBERT et CARNOT, d'une part, HALLION, de l'autre, ont, en effet, montré que l'administration d'un extrait d'organe exalte électivement les aptitudes fonctionnelles de l'organe du même nom et peut arriver à la réparer physiologiquement et même anatomiquement. Cette action stimulante est encore plus marquée, suivant CARNOT et Mlle DEFLANDRE, quand on utilise des extraits d'organes en voie de croissance ou de régénération. D'où l'hypothèse des *stimulines homologues* de Carnot, qui donnent un nom au phénomène sans d'ailleurs l'expliquer.

Il semble cependant que ces généralisations soient

encore un peu hâtives (GLEY). Elles étaient basées sur
ce fait, que des injections répétées d'extrait surrénal pro-
duisaient une hypertrophie capsulaire consécutive (CAUS-
SADE) ; mais celui-ci a été infirmé ultérieurement à la
suite d'expériences nombreuses et soigneusement menées
(VINCENT, ELLIOT, BORBERY, MENDEL) ; d'autres
recherches sont donc nécessaires pour asseoir définitivement le point de vue physiologique.

c) *Agents à action stimulante hétérologue ou synergique.* — L'action stimulante peut aussi s'exercer sur les
organes liés synergiquement à celui dont la sécrétion est
en jeu ; elle est dite alors hétérologue. A la suite de leur
découverte de la sécrétine du duodénum qui provoque la
sécrétion pancréatique, BAYLISS et STARLING ont donné
aux agents de ce groupe le nom d'*hormones*.

On sait en quoi consiste cette expérience d'un intérêt
physiologique capital, qui fut parfaite après coup par les
expérimentateurs français (FLEIG, WERTHEIMER, EN-
RIQUEZ). Si dans un segment duodénal ou jéjunal isolé
et débarrassé de toutes ses connexions nerveuses, on
injecte une solution chlorhydrique, on voit apparaître au
bout de quelques instants une sécrétion abondante chez un
chien porteur d'une fistule pancréatique ; par la méthode
des circulations croisées, en transfusant par exemple dans
la veine jugulaire d'un chien porteur d'une fistule pancréatique, du sang carotidien d'un chien dans le duodénum
duquel on vient d'injecter une solution acide, on obtient
des résultats du même ordre, c'est-à-dire une abondante
sécrétion pancréatique : démonstration rigoureuse de ce
fait, que la sécrétine se trouve dans le sang efférent de l'intestin, dans la lumière duquel a agi un liquide acide. Origine

et mécanisme sont donc bien ici d'ordre humoral et non nerveux. L'hormone duodénale est un excitant sécrétoire chimique du pancréas. D'autres hormones ont été de même mises en évidence, quoique avec moins de netteté, ce sont : l'hormone galactogène placento-mammaire, l'hormone hypophysaire qui agirait sur le développement du système nerveux, l'hormone thyroïdo-génitale, pour ne citer que les mieux connues.

A côté des hormones, excitants sécrétoires chimiques déterminés, il existe encore toute une catégorie de substances issues également de glandes à sécrétion interne et qui ont des fonctions d'un autre ordre, ce sont les Harmazones de GLEY : certaines serviront à la régulation des échanges nutritifs : harmazone glyco-régulatrice du pancréas, d'autres présideront à l'équilibre du milieu intérieur : harmazone anticoagulante du foie, ou antithrombine, qui maintient le sang dans sa forme liquide voulue pour assurer les échanges nutritifs.

Certaines autres, les harmazones morphogénétiques, auront pour fonction d'assurer la croissance d'organes déterminés. Ce seront les harmazones thyroïdiennes, qui serviront au développement du système nerveux central, les harmazones génitales de la glande interstitielle ou du corps jaune, qui présideront au développement des tractus génitaux du mâle ou de la femelle, et qui auront une influence si nette sur l'apparition et le développement des caractères sexuels secondaires; enfin, les harmazones hypophysaires dont le rôle est si important dans la constitution du squelette. Ce sont là des preuves de l'intervention des sécrétions internes dans la corrélation organique; mais le mécanisme de cette intervention n'est pas encore élucidé. Cependant, son existence bien établie dans beaucoup de cas permet de comprendre que les insuffisances soient rarement uniglandulaires. En 1898, GILBERT et CARNOT avaient déjà la notion du syndrome pluriglandulaire que l'observation typique de H. CLAUDE et GOUGEROT, publiée en 1907, a précisée. On s'explique, en effet, que la déficience d'une sécrétion hétérologue détermine des troubles dans les organes auxquels elle est synergiquement liée, organes dont les sécrétions ainsi modifiées peuvent à leur tour influencer d'autres organes et ainsi de suite. Il en résulte des symptômes très complexes et parfois embarrassants qu'il convient de débrouiller par une analyse clinique attentive afin de leur appliquer la polyopothérapie qui leur convient.

d) *Agents à action modératrice ou antagoniste.* — L'action hétérologue peut être inverse, c'est-à-dire produire, non la stimulation, mais la modération par l'entrée en jeu de propriétés contraires. Ainsi l'action hypertensive du suc surrénal est modérée par l'action hypotensive du suc thyroïdien. Normalement la régulation qui découle de la mise en œuvre de ces propriétés antagonistes ne joue pas sans doute un moindre rôle, dans l'équilibre fonctionnel, que la stimulation synergique, et dès lors, la rupture de cette régulation entraîne des troubles par excès, sur la véritable cause desquels il importe de ne pas se méprendre.

e) *Agents à action complémentaire.* — Certaines sécrétions sont capables de rendre actifs des produits de sécrétion inactifs. PAWLOW et CHEPOWALNIKOW ont montré que la trypsine pancréatique, sans action sur les albuminoïdes à sa sortie du canal de Wirsung, les dédouble aussitôt qu'on y ajoute une quantité même très faible de suc duodénal. Il existe donc, dans celui-ci, une substance qui complète la trypsine et la rend propre à remplir son rôle. C'est à ces substances complémentaires, se comportant comme des catalyseurs qu'on a donné le nom de *kinases*. On n'en connaît encore qu'un petit nombre.

f) *Agents préparés artificiellement.* — A côté des divers agents opothérapiques que nous venons d'énumérer et qui sont des produits naturels, figurent d'autres agents dont la formation a été provoquée artificiellement par différents procédés : tels sont les sérums antiinfectieux, antidiastasiques, cytolytiques, cytopoïétiques, dont nous n'avons pas à nous occuper. Deux de ces sérums doivent cependant prendre place dans le cadre, de l'opothérapie proprement dite : le sérum des animaux éthyroïdés, qui peut être considéré comme un agent à action modératrice, et le sérum hématopoïétique, obtenu d'animaux saignés et en pleine crise de rénovation sanguine, qui jouit de propriétés hématopoïétiques et doit être rangé parmi les agents à action stimulante. D'autres sérums du même genre, néphropoïétique, hépatopoïétique, etc., ont été également préconisés, notamment par CARNOT, mais leur emploi a été jusqu'ici limité.

Les beaux résultats obtenus en opothérapie thyroïdienne, ovarienne, surrénale, etc., nous autorisent à formuler ici quelques réserves. Il est bon de noter que si certains organes ne présentent pas toute l'activité qu'on en attend, cela tient souvent à ce fait qu'ils ne réunissent pas les trois conditions histologique, chimique et physiologique, que nous avons énumérées ci-dessus. D'une façon générale, il ne faut pas oublier non plus que la glande utilisée en opothérapie se trouve pour ainsi dire figée dans son état statique et que, par suite, la quantité de substance active qu'elle renferme est minime par rapport à celle qu'elle déverse normalement et continuellement dans le sang, quand, harmonieusement située dans l'organisme, elle se trouve en plein travail dynamique sécrétoire. Ce fait explique, en outre, pourquoi il est nécessaire d'administrer de *hautes doses en opothérapie;* c'est que l'hormone active n'existant bien souvent qu'à l'état de traces, se trouve noyée dans un parenchyme protoplasmique et fibreux, abondant mais inactif. C'est ainsi, par exemple, que pour une médication avec le lobe postérieur, il faut employer par jour les hypophyses de trois bœufs et qu'on a par suite besoin des organes d'une centaine de ces animaux pour instituer un traitement de quelque durée. (FIESSINGER.)

4° — Modes d'emploi des agents opothérapiques.

a) *Indications et contre-indications générales.* — Par leur nature et leur rôle, les agents opothérapiques s'appliquent essentiellement aux insuffisances sécrétoires, que le médicament utilisé agisse directement à titre substitutif de la sécrétion déficiente, ou indirectement, à titre synergique ou complémentaire. Par suite, et, sauf les cas spéciaux où l'on recherche l'action antagoniste, il est inutile et peut-être dangereux de prescrire ces agents, d'une part quand l'équilibre sécrétoire paraît normalement conservé, de l'autre quand les moyens correspondants sont en hyperfonctionnement, car, ce faisant, on risquerait de déclencher ou d'accroître les troubles provoqués par cet hyperfonctionnement. Pourtant on a relevé quelques cas où l'opothérapie thyroïdienne a amélioré le goître exophtalmique, mais ces cas sont exceptionnels et ne s'expliquent probablement que par l'action inhibitrice que les déchets de fonctionnement, arrivés à un certain taux, exercent sur l'organe qui les produit.

Une autre contre-indication résulte de la destruction totale de l'organe sécrétoire considéré. L'opothérapie ne saurait, en effet, suppléer complètement et longtemps à des fonctions définitivement abolies. La plupart du temps, en effet, elle intervient moins, ainsi qu'on l'a vu, comme substitutif que comme excitant fonctionnel, et ce rôle essentiel d'excitant suppose qu'une partie de l'organe est demeurée intacte.

Mentionnons enfin pour mémoire les contre-indications particulières qui découlent soit de la toxicité propre de l'agent (bile, adrénaline, thyroïde), car cette toxicité n'entre pas en ligne de compte quand le médicament est bien préparé et qu'on approprie convenablement ses doses aux circonstances, soit du choc protéinique et des accidents anaphylactiques qu'on l'accuse parfois de provoquer, attendu que ces accidents n'ont pas, nous le verrons plus loin, la signification qu'on y attache d'ordinaire.

b) *Administration.* — Entre l'ingestion banale, seule employée du temps de l'opothérapie empirique, et les injections hypodermiques que préconisait BROWN-SEQUARD, la pratique courante a hésité d'abord pour les raisons que voici.

On pensait, en effet, que les substances opothérapiques introduites dans le tube digestif y subissaient des modifications telles que leurs principes actifs étaient détruits. Mais, depuis HORSLEY, BOUCHARD, HOWITZ, l'expérience a prouvé qu'il n'en est rien. Il semble que, dans la plupart des cas, les ferments digestifs respectent les noyaux moléculaires en lesquels résident les propriétés reconnues aux agents opothérapiques. Toutefois certains extraits, ceux de pancréas notamment, étant inhibés en partie par le suc gastrique, il est préférable, pour les soustraire à cette influence, de les présenter sous forme de capsules enrobées dans le gluten, la kératine, la cire ou un vernis néorésineux, de manière qu'ils soient libérés, sans atténuation de leurs qualités, dans le duodénum seulement.

La conséquence est que l'administration par la voie buccale est aujourd'hui de beaucoup préférée. Assurément très commode, elle présente, en outre, plusieurs avantages : facilité relative de préparation (extraits), élimination par digestion des produits surérogatoires, suppression des précautions réclamées et des ennuis (douleurs) causés par les injections. Quant aux petits inconvénients qu'on lui a reprochés, répugnance du malade quand on utilise les organes crus, moins grande rapidité d'action, il n'y a pas à s'en préoccuper autrement, car le premier est aisément évité par l'usage des extraits, et le second n'a qu'une influence peu appréciable sur les effets thérapeutiques, les troubles du ressort de l'opothérapie étant à longue échéance et ne se modifiant que lentement.

Il ne s'ensuit pas néanmoins que l'on doive systématiquement renoncer aux injections. Celles-ci s'imposent, au contraire, dans certains cas, sérum hématopoïétique dans les anémies graves, adrénaline dans la crise nitritoïde ou l'insuffisance surrénale aiguë, etc. Même alors, les injections sous-cutanées ou intramusculaires sont préférables, le plus souvent, aux injections intraveineuses, dont la brutalité d'action n'est pas ici particulièrement à rechercher. En effet, la violence des réactions consécutives à l'injection intraveineuse — réaction dont l'ensemble a été groupé

MUSCULOSINE BYLA

NEURASTHÉNIE   CONVALESCENCE
ANÉMIE   TUBERCULOSE

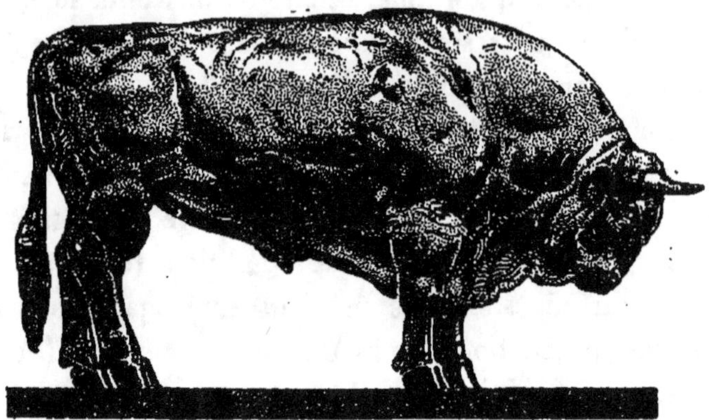

MONSIEUR LE DOCTEUR,

En formulant

"LA MUSCULOSINE BYLA"
à base de suc musculaire de bœuf
et de Plasma Hématoglobulaire vi-
taminé, vous êtes certain de
combler les carences multiples de
vos malades déficients, car la
"Musculosine" est un vecteur

de **MATIÈRES SALINES** (K. Na, Fe, Ph, S.)

de **VITAMINES** cardiohépato musculaires ;

d'**ALBUMINOIDES** riches en Amino-acides de

croissance : ARGININE, HISTIDINE, LYSINE, etc.

de **FERMENTS MUSCULAIRES** : CATALASES, etc.

sous le nom de choc peptonique ou protéinique, d'anaphylaxie, de crise hémoclasique — dépend de la mise en jeu des défenses de l'organisme contre la pénétration brusque de corps étrangers dans le milieu intérieur. Ainsi que l'a montré LAUMONIER, ces défenses sont banales et les mêmes dans tous les cas; elles ont pour support des modifications humorales, hématiques et leucocytaires, qui présentent une grande utilité quand il s'agit de combattre une infection, puisque la réaction de défense s'exerce aussi bien contre le microbe préexistant que contre les corps étrangers, mais qui offrent beaucoup moins d'intérêt dans les insuffisances sécrétoires, sur lesquelles, en dehors des cas où l'opothérapie intervient à titre de médication symptomatique, la diaphylaxie n'a guère de prise. En cette occurrence, il est inutile d'imposer au malade la fatigue des réactions provoquée par les injections intraveineuses, attendu qu'il retirera le même bénéfice, au point de vue des troubles endocriniens, d'injections hypodermiques ou même de l'ingestion des produits opothérapiques. En tout cas, le produit injecté doit être rigoureusement aseptique, dépourvu de causticité et ne pas provoquer de thrombose ou de coagulation intravasculaire.

GILBERT et CARNOT ont enfin utilisé la voie rectale chez les malades intolérants, ou pour soustraire le produit à l'influence des sucs digestifs. Ils utilisent la macération de l'organe en petits lavements donnés le soir, lavements auxquels on peut aussi substituer le suppositoire. Les auteurs précédents ont employé la macération hépatique et RENAUT (de Lyon), la macération rénale. Bien qu'ayant fourni des résultats assez encourageants, le procédé est peu usité, étant moins commode et donnant une absorption moins bonne que l'administration buccale.

c) *Provenances et formes.* — Les produits opothérapiques sont empruntés à différents animaux d'abattoir, le corps thyroïde au mouton, les ovaires à la brebis, les surrénales au bœuf, le foie, l'estomac au porc, la glande interstitielle au testicule du taureau; aux bêtes très jeunes, on emprunte la moelle osseuse et le thymus qui s'atrophie chez l'adulte. Ces prélèvements sont exécutés, aussitôt après la mort, sur des animaux reconnus sains par un personnel spécial, puis transportés aux usines qui disposent de l'outillage voulu pour les traiter rapidement de manière à éviter l'acidification et les transformations qui sont la conséquence des phénomènes d'autolyse, et de parer aux contaminations. Enfin le choix est fait de telle sorte que les organes soient, autant que possible, à leur période d'activité maxima et de plus grande richesse en principes actifs.

Cela d'ailleurs ne suffit pas. Nous avons vu que la sécrétion définitive est parfois précédée d'une prosécrétion, moins active ou inactive, laquelle représente souvent la masse principale de l'extrait organique. Il est donc nécessaire, pour l'usage opothérapique, de transformer cette prosécrétion en sécrétion par des moyens artificiels, adjonction d'une solution acide à l'extrait gastrique inactif, d'une trace de suc intestinal transformant le trypsinogène en trypsine à l'extrait pancréatique, etc. Malheureusement, nous ne connaissons pas les conditions d'activation de toutes les prosécrétions, et c'est ce qui explique que, dans certains cas, des produits opothérapiques, insuffisamment traités, aient témoigné d'une inconstance inattendue.

Les produits opothérapiques sont utilisés sous plusieurs formes.

D'abord à l'état frais et cru, tels qu'ils sont fournis par les animaux. Tantôt, après avoir débarrassé l'organe de ses déchets, fibres, graisse, on en fait par râclage ou râpage, une pulpe fine que le malade ingère dans un liquide tiède (au-dessous de 50° C.), en boulettes légèrement grillées à la surface, ou étalée sur le pain (moelle osseuse) ou encore mêlée à la confiture, au jus de pruneaux, à la marmelade de fruits; tantôt on les met à macérer dans l'eau salée à 7-8 p. 1.000 (volume égal) pendant quelques heures à la glacière ou tout au moins dans un endroit très frais, car cette préparation s'altère avec une très grande rapidité; c'est le liquide de macération, décanté puis tamisé sur-étamine, que le malade boit, mélangé au bouillon froid, à des liquides aromatiques, à du sirop de framboise ou d'écorce d'oranges amères. L'ingestion de l'organe cru a évidemment l'avantage de fournir le produit utile aussi proche que possible de l'état vivant, mais cet avantage est compensé par de nombreuses et parfois insurmontables difficultés. L'organe voulu devant être consommé aussitôt après l'abatage en raison de sa conservation limitée, il faut aller chaque jour le chercher à l'abattoir; il faut savoir le choisir, car certaines confusions peuvent être commises (ganglions lymphatiques pris pour le thymus, ou glandes sous-maxillaires pour la thyroïde), s'assurer qu'il est parfaitement sain, le conserver à l'abri des altérations et des contaminations jusqu'au moment de l'usage, procéder avec une extrême propreté à sa préparation, etc., tous soins difficiles à donner dans les services hospitaliers et, à plus forte raison, dans les familles. Ce n'est pas tout. Dans les grandes villes, les organes nécessaires se trouvent encore assez aisément, mais il n'en est pas ainsi à la campagne où l'abatage est restreint.

Il est une autre considération, rappelée par HALLION, et dont on doit tenir compte. Tous les animaux de la

même espèce ne fournissent pas un même organe de richesse
identique en principes actifs : d'où des écarts notables de
composition et d'activité qui peuvent nuire à la régularité
et à l'efficacité du traitement. Enfin les pulpes et macérations d'organes crus sont souvent mal supportées et provoquent vite le dégoût. Tous ces inconvénients et ces ennuis
disparaissent quand on utilise les extraits et sucs d'organes,
préparés par les grandes usines dont l'outillage répond à
toutes les nécessités d'une fabrication impeccable, qui
assure la qualité, l'inaltérabilité et la constance de composition du produit. D'ailleurs, au point de vue de l'action
psychique, qui a une importance indéniable en thérapeutique, il n'est pas du tout indifférent que le médicament
provienne de la boutique du tripier ou de l'officine du
pharmacien. Telles sont les raisons multiples pour lesquelles la pratique courante donne la préférence aux
extraits.

Les poudres et extraits d'organes sont obtenus par
dessiccation dans le vide à basse température (8-15° C.)
et en présence de l'acide sulfurique, et les sucs par expression à froid ou exolyse. Les extraits par expression étant
d'une conservation presque impossible, il vaut mieux employer la méthode par osmose et exolyse empruntée à
M. R. Dubois et Dastre, mais qui a été perfectionnée, de
telle sorte que les exolysés, inaltérables, répondent exactement à un poids donné d'organe frais (BYLA). Ces préparations renferment la totalité des principes actifs avec l'inté-
gralité de leurs propriétés, dans les meilleures conditions de
conservation. Au surplus, quand il s'agit d'exolysés et
aussi de liquides opothérapiques injectables, l'addition de
glycérine neutre, après filtration sur bougie sous pression
d'acide carbonique, garantit leur stabilité et leur conser-

vation. Le médecin a ainsi, dans tous les cas, des produits sûrs, constants,maniables et d'une parfaite commodité.

Parmi les extraits, les uns sont totaux, les autres partiels, soit qu'on n'ait utilisé qu'une région glandulaire définie (un des lobes de l'hypophyse, par exemple, ou la région corticale des surrénales), soit qu'on ait isolé seulement certains principes (sels biliaires, trypsine, adrénaline). En règle générale, on doit accorder la préférence à l'extrait total, parce que l'insuffisance à laquelle on veut remédier porte presque toujours sur l'ensemble de l'organe, et que, si l'insuffisance n'atteint en réalité que quelques-unes de ses fonctions, il est souvent difficile d'établir lesquelles exactement. En fait, les extraits partiels trouvent surtout leurs applications dans l'opothérapie symptomatique (adrénaline) ou quand la partie de l'organe est fonctionnellement et anatomiquement bien définie (glande interstitielle, corps jaune). Les corps actifs isolables des sécrétions digestives, pepsine, etc., rentrent évidemment dans la catégorie des extraits partiels, de même que l'hémoglobine, la lécithine.

Il n'y a rien de particulier à ajouter à ce que nous avons dit des extraits injectables glycérinés. En dehors des sérums éthyroïdé et hémopoïétique, de l'adrénaline surtout, on emploie peu les agents opothérapiques sous cette forme, du moins jusqu'ici, car la présence de la glycérine n'est pas sans inconvénient et les rend d'ailleurs douloureux. Il est possible que ce procédé à effets plus immédiats, se généralise, mais actuellement les extraits, poudres, sucs ou exolysés administrés par la voie buccale, demeurent les préparations opothérapiques les plus couramment employées, et, en fait, les plus pratiques.

PREMIÈRE PARTIE

OPOTHÉRAPIE ANIMALE

Pharmacologie et Posologie
des
Principaux Médicaments Opothérapiques

<table>
<tr><td>

FORME SOLIDE

EXTRAIT
OPOTHÉRAPIQUE
intégral

représentant la totalité de l'organe frais et de ses lipoïdes, desséché dans le vide à froid.

En boîtes de 12 et 24 cachets :

</td><td>

FORME LIQUIDE

SUC
ORGANIQUE
inaltérable

résultant de l'exolyse aseptique de l'organe frais et concentré dans le vide à froid.

En flacons spéciaux :

</td></tr>
</table>

PREMIÈRE SÉRIE

<table>
<tr><td>

2 à 4 cachets par jour.

Opo-Duodénase :
1 gr. Extrait = 6 gr. *Duodénum frais de porc.*
Cachets dosés à 0,25, 0,50 et 1 gr.

Opo-Gastérase :
1 gr. Extrait = 6 gr. *Muqueuse gastrique de porc.*
Cachets dosés à 0,25, 0,50 et 1 gr.

Opo-Hépatine :
1 gr. Extrait = 4 gr. *Foie frais de porc.*
Cachets dosés à 0,25, 0,50 et 1 gr.

Opo-Lymphatine :
1 gr. Extrait = 4 gr. *Ganglions lymphatiques de mouton.*
Cachets dosés à 0,25, 0,50 et 1 gr.

Opo-Mamelline :
1 gr. Extrait = 8 gr. *Glandes mammaires de vache.*
Cachets dosés à 0,25, 0,50 et 1 gr.

Opo-Médulloséine :
1 gr. Extrait = 10 gr. *Moëlle rouge osseuse de veau.*
Cachets dosés à 0,25, 0,50 et 1 gr.

Opo-Orchitine :
1 gr. Extrait = 8 gr. *Testicules de bélier.*
Cachets dosés à 0,25, 0,50 et 1 gr.

</td><td>

2 à 4 cuillerées à dessert par jour.

Exo-Duodénase :
10 gr. = 5 gr. *Duodénum frais de porc.*
Flacon de 150 gr.

Exo-Gastérase :
10 gr. = 5 gr. *Muqueuse gastrique de porc.*
Flacon de 150 gr.

Exo-Hépatine :
10 gr. = 5 gr. *Foie frais de porc.*
Flacon de 150 gr.

Exo-Lymphatine :
10 gr. = 5 gr. *Ganglions lymphatiques de mouton.*
Flacon de 150 gr.

Exo-Mamelline :
(*Ne se fait pas*)

Exo-Médulloséine :
(*Ne se fait pas*)

Exo-Orchitine :
10 gr. = 5 gr. *Testicule de bélier.*
Flacon de 150 gr.

</td></tr>
</table>

Opo-Ovarine :	**Exo-Ovarine :**
1 gr. Extrait = 5 gr. *Ovaires frais de génisse.* Cachets dosés à 0,10, 0,20 et 0,40.	10 gr. = 2 gr. *Ovaires frais de génisse.* Flacon de 150 c.c.
Opo-Pancréine :	**Exo-Pancréine :**
1 gr. Extrait = 4 gr. *Pancréas frais de porc.* Cachets dosés à 0,25, 0,50 et 1 gr.	10 gr. = 5 gr. *Pancréas frais de porc.* Flacon de 150 c.c.
Opo-Placentine :	**Exo-Placentine :**
1 gr. Extrait = 6 gr. *Placenta frais de vache.* Cachets dosés à 0,25, 0,50 et 1 gr.	10 gr. = 5 gr. *Placenta frais de vache.* Flacon de 150 c c.
Opo-Pulmine :	**Exo-Pulmine :**
1 gr. Extrait = 6 gr. *Poumons frais de mouton.* Cachets dosés à 0,25, 0,50 et 1 gr.	10 gr. = 5 gr. *Poumons frais de mouton.* Flacon de 150 c.c.
Opo-Rénine :	**Exo-Rénine :**
1 gr. Extrait = 6 gr. *Rognons frais de porc.* Cachets dosés à 0,25, 0,50 et 1 gr.	10 gr. = 5 gr. *Reins frais de porc.* Flacon de 150 c.c.
Opo-Splénine :	**Exo-Splénine :**
1 gr. Extrait = 4 gr. *Rate fraîche de porc.* Cachets dosés à 0,25, 0,50 et 1 gr.	10 gr. = 5 gr. *Rate fraîche de porc.* Flacon de 150 c.c.
Opo-Thymine :	**Exo-Thymine :**
1 gr. Extrait = 10 gr. *Thymus frais de veau.* Cachets dosés à 0,25, 0,50 et 1 gr.	(*Ne se fait pas*)

DEUXIÈME SÉRIE

OPOTHÉRAPIE HÉROÏQUE

2 à 4 cachets par jour.	1 à 2 cuillerées à café par jour.
Opo-Hypophysine :	**Exo-Hypophysine :**
1 gr. = 5 gr. *Hypophyse frais de mouton.* Cachets dosés à 0,10 et 0,15.	10 gr. = 3 gr. *Hypophyse de mouton.* Flacon de 75 c.c.
Opo-Surrénine :	**Exo-Surrénine :**
1 gr. = 5 gr. *Surrénine frais de bœuf.* Cachets dosés à 0,10 et 0,25.	10 gr. = 4 gr. *Surrénine de bœuf.* Flacon de 75 c.c.
Opo-Thyroïdine :	**Exo-Thyroïdine :**
1 gr. = 4 gr. *Thyroïde fraîche de mouton.* Cachets dosés à 0,25 et 0,10.	10 gr. = 3 gr. *Thyroïde de mouton.* Flacon de 75 c.c.

POLY-OPOTHÉRAPIE

PREMIER GROUPE

En boîtes de 12 et 24 cachets :
2 à 4 cachets par jour.

Opo-Hypophyso Orchitine :
0,10 *Opo-Hypophysine.* } par Cachet.
0,60 *Opo-Orchitine.*

Opo-Hypophyso Ovarine :
0,10 *Opo-Hypophysine.* } par Cachet.
0,30 *Opo-Ovarine.*

Opo-Orchito Thyroïdine :
0,60 *Opo-Orchitine.* } par Cachet.
0,05 *Opo-Thyroïdine.*

Opo-Ovaro Thyroïdine :
0,30 *Opo-Ovarine.* } par Cachet.
0,05 *Opo-Thyroïdine.*

En flacons spéciaux de 150 c.c. :
2 à 4 cuillerées à dessert par jour.

Exo-Hypophyso Orchitine :
10 gr. = { 0,50 *Hypophyse mouton.*
{ 5 gr. *Testicule bélier.*

Exo-Hypophyso Ovarine :
10 gr. = { 0,50 *Hypophyse mouton.*
{ 2,50 *Ovaire de génisse.*

Exo-Orchito Thyroïdine :
10 gr. = { 5 gr. *Testicule bélier.*
{ 0,25 *Thyroïde mouton.*

Exo-Ovaro Thyroïdine :
10 gr. = { 2,50 *Ovaire génisse.*
{ 0,25 *Thyroïde mouton.*

DEUXIÈME GROUPE

En boîtes de 12 et 24 cachets :
2 à 4 cachets par jour.

Opo-Surréno Hypophysine :
0,10 *Opo-Surrénine.* } par Cachet.
0,10 *Opo-Hypophysine.*

Opo-Surréno Thyroïdine :
0,15 *Opo-Surrenine.* } par Cachet.
0,05 *Opo-Thyroïdine.*

Opo-Hypophyso Thyroïdine :
0,10 *Opo-Hypophysine.* } par Cachet.
0,05 *Opo-Thyroïdine.*

En flacons spéciaux de 75 c.c. :
1 à 2 cuillerées à café par jour.

Exo-Surréno Hypophysine :
10 gr. = { 2 gr. *Surrénale bœuf.*
{ 1 gr. *Hypophyse mouton.*

Exo-Surréno Thyroïdine :
10 gr. = { 3 gr. *Surrénale bœuf.*
{ 1,50 *Thyroïde mouton.*

Exo-Hypophyso Thyroïdine :
10 gr. = { 2 gr. *Hypophyse mouton.*
{ 1,50 *Thyroïde mouton.*

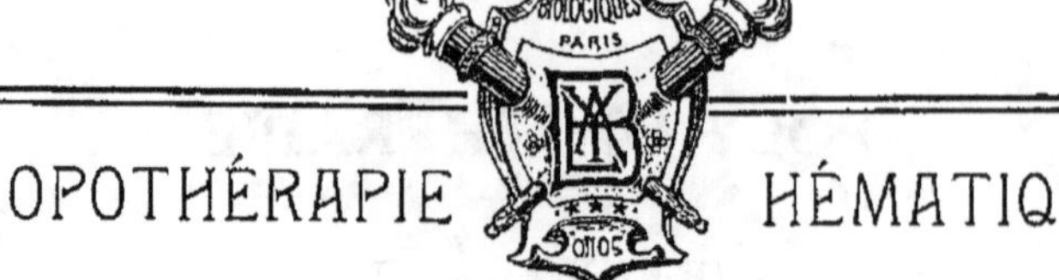

OPOTHÉRAPIE HÉMATIQUE

Sirop d'Hémoglobine BYLA

(1 gr. d'Oxyhémoglobine pure par cuillerée à bouche)

augmente le nombre des globules rouges ;
accroît leur résistance globulaire
et leur valeur hémoglobinique ;
fournit à l'organisme les bases hexoniques
qui lui manquent.

Pas d'Intolérance ni de Constipation

Anémies Diverses
Tuberculose
Scrofule
Grossesse

DOSES PAR JOUR

2 à 3 cuillerées à café pour les enfants ;
2 à 3 cuillerées à dessert pour les adolescents ;
2 à 3 cuillerées à bouche pour les adultes ;

LES ÉTABLISSEMENTS BYLA, 26, Avenue de l'Observatoire, PARIS

OPOTHÉRAPIE HÉMATIQUE

HÉMOGLOBINE

Indications Thérapeutiques :
Syndrome anémique, Grossesse, Convalescence, Etat dépressif.

Posologie :
De 0 gr. 20 à 1 gr. deux à trois fois par jour avant les repas.

Formes Médicinales :
CACHETS. — En boîtes de 12 et 24 cachets dosés à 0,25 et 0,50 l'un.

SIROP. — C'est la forme de choix, préparé avec l'Hémocristalline à 50 0/0 d'oxyhémoglobine vraie cristallisable; 2 et 4 cuillerées à café chez les enfants, à dessert pour l'adolescent, à bouche pour l'adulte.

VIN. — 2 verres à liqueur après le repas.

GRANULÉS. — Dosés à 6 0/0 d'oxyhémoglobine; 2 à 3 cuillerées à café par repas.

I. — BIOCHIMIE

Vouloir exposer, même succinctement, les nombreux travaux publiés en ces dernières années sur la constitution et les propriétés de l'oxyhémoglobine, serait dépasser le cadre de ce formulaire; nous nous bornerons à signaler les faits nouveaux les plus saillants. On sait que l'hémoglobine est décomposée par les acides ou les alcalis dilués, en hématine 5 0/0 et globine 95 0/0. Cette dernière, à l'origine, avait été considérée comme une histone, mais la présence dans sa molécule de 20 0/0 seulement d'acides diaminés, va à l'encontre de cette supposition. De plus, son principal diamino-acide est l'histidine au lieu d'être l'arginine. Il y a tout lieu de penser que l'histidine, dans la composition de laquelle existe un noyau glyoxaline, dérive des acides nucléiniques ou de leur produit d'hydrolyse : les bases puriques. Il est bon, en outre, de noter en passant ce fait, qu'une partie des intéressantes propriétés thérapeutiques de l'hémoglobine pourrait être due à l'histidine elle-même (amino-acide de croissance).

Quant à l'hématine de formule $C^{34} H^{34} N^4 O^5 Fe$, les acides forts lui font perdre son atome de fer en la transformant en hématoporphyrine $C^{34} H^{34} N^4 O^6$ que les réducteurs font passer à l'état de mésoporphyrine $C^{34} H^{38} N^4 O^4$. Enfin, par une hydrogénation plus énergique, on obtient un pyrrol, l'hémopyrrol (NENCKY et TALESKI). Mais ce corps est en réalité un mélange de plusieurs pyrrols tri et tétra substitués et de plusieurs acides pyrrol-carboniques dont l'étude et la synthèse sont déjà très avancées. Enfin, signalons encore ce fait intéressant, que la saponification de l'hématine par les alcalis libère également d'importantes quantités de chaînes ternaires (jusqu'à 35 0/0) ayant la composition centésimale des acides gras. (PIETTRE et VILLA.)

Préparation. — En dehors de la méthode classique de HOPPE SEYLER, on pourra suivre, pour obtenir de beaux cristaux, la méthode de SCHULZ. La masse de cellules sanguines est étendue d'eau pour réaliser le laquage des globules, puis on ajoute un égal volume de solution saturée de sulfate d'ammoniaque. Le précipité de globulines est éliminé par filtration, par évaporation, l'hémoglobine se sépare en beaux cristaux.

Au point de vue physico-chimique, il apparaît surtout que l'hémoglobine est une substance d'une extrême labilité; on avait autrefois attaché une grosse importance au fait que les diverses hémoglobines animales présentaient des formes cristallines différentes, il semble bien que l'on n'ait pas affaire ici à un polymorphisme moléculaire, attendu que l'on peut passer d'une forme cristalline à une autre en modifiant les conditions de l'expérience (BARECROFT et CARRIS) ; il faut remarquer, en outre, qu'il est difficile, même après plusieurs cristallisations d'éliminer certaines matières protéiques ayant pour l'hémoglobine une certaine affinité physique, et qu'enfin, au point de vue chimique, la dissociation de l'oxyhémoglobine en hémoglobine et oxygène est fonction des substances salines, du gaz carbonique et de bien d'autres facteurs encore (ARON et MULLER). Il ressort surtout des recherches actuelles que l'oxyhémoglobine présente une plasticité très remarquable vis-à-vis des différents facteurs physicochimiques de l'économie.

II. — PHYSIOLOGIE

Le sang, constituant le milieu intérieur de l'organisme, est de composition extrêmement complexe. Il renferme : 1° Des éléments figurés, globules rouges et blancs, hématoblastes; 2° Une partie liquide, ou plasma, dans laquelle il faut distinguer le fibrinogène, substance albuminoïde qui, au contact des sels de chaux et d'un ferment leucocytaire appelé plasmase, se coagule et se transforme en fibrine, et le sérum, qui exsude après rétraction du caillot de coagulation. Ce sérum contient, en dehors de l'eau, la sérumglobuline (commune au milieu intercellulaire, lymphe, épanchements), une nucléoprotéine, des sels et surtout du chlorure de sodium, des nutriments (glucose, graisses, lipoïdes), des déchets (urée, acide urique, corps xanthiques, pigments biliaires, sécrétions internes diverses et hormones), des ferments (plasmase, lipase, protéases, ferment glycolytique) et enfin des anticorps, antiferments et, occasionnellement, des substances sensibilisatrices. A noter que les sels et les ferments sont moins abondants dans le sérum que dans le plasma, parce qu'une partie de ces corps est retenue dans le caillot.

Si le sang a une composition aussi complexe, c'est que ses fonctions sont multiples. En effet, il est l'intermédiaire obligé, d'une part entre le milieu extérieur et les tissus, apportant à ceux-ci les principes nutritifs qui leur sont nécessaires, rejetant dans celui-là les matériaux usés, et, de l'autre, entre les divers organes synergiques par les sécrétions qui les lient et dont il est le véhicule; enfin il a des fonctions qui lui sont propres, non seulement la défense leucocytaire et humorale, mais aussi l'hématose dont la condition première est la présence de l'hémoglobine des hématies.

On peut dire que toutes les fonctions et propriétés du sang total ou de ses constituants ont été utilisées en thérapeutique. C'est ainsi que le sérum notamment a reçu de multiples emplois qu'on ait eu recours au sérum normal (de cheval, d'âne, etc.) pour ses propriétés activantes à l'égard de la phagocytose, de la leucopoïèse et de l'hématopoïèse et en général du métabolisme, ou bien aux sérums préparés (hématopoïétiques, cytopoïétiques, antiinfectieux), pour les stimulines, les opsonines et les anticorps qu'ils renferment. Le sérum jouit également par sa plasmase de propriétés coagulantes et hémostatiques qui ont été mises à profit dans le traitement des plaies saignantes et des états hémorragiques (hémophilie, purpuras). Mais ces emplois variés des sérums et l'étude du mécanisme par lequel ils agissent en ces circonstances appartiennent au domaine de la sérothérapie et nous n'avons pas, par conséquent, à les envisager ici.

Il n'en est pas de même d'un des principes essentiels du sang, l'hémoglobine. Quand on prescrit le sang total, soit par transfusion directe, de veine à veine, ou médiate (sang citraté), soit plus simplement en ingestion, ce que l'on recherche, c'est à redonner au sang sa propriété de fixateur et de vecteur d'oxygène, indispensable à la vie, et dont l'hémoglobine est le support. Assurément, dans certains cas d'anémie aiguë, consécutifs par exemple aux grandes hémorragies, comme chez les blessés de guerre, la transfusion peut s'imposer, parce qu'il faut agir très vite, sous peine de mort; mais, à l'ordinaire, on est heureusement moins pressé. La masse sanguine étant à peu près conservée, on se propose alors surtout de parer au déficit de la valeur globulaire et du nombre des hématies. Jadis on pensait y pourvoir par l'ingestion de sang frais à l'abattoir, mais cette méthode répugnante était souvent mal tolérée, et c'est pourquoi après la présentation de LEBON, en 1876, DUJARDIN-BEAUMETZ, J. SIMON, GRANCHER, PETER, CONSTANTIN PAUL, HUCHARD, pour ne citer que des cliniciens français, lui préfèrent l'administration de l'hémoglobine, plus pratique, et qui répond à presque toutes les indications du sang total.

L'hémoglobine, en effet, comme nous venons de le voir, est composée pour 95 0/0 de globine et pour 5 0/0 d'une partie variable, l'hémochromogène, qui, par fixation d'oxygène, se transforme en hématine et change par là l'hémoglobine en oxyhémoglobine. L'oxygène ainsi fixé est, *in vivo*, très labile et cède aux moindres affinités tissulaires, ce qui fait du pigment sanguin un vecteur d'oxygène. *In vitro*, au contraire, l'oxygène de l'hématine devient relativement stable et donne lieu à ce qu'on a appelé la méthémoglobine, à peu près inactive et qui se rencontre en abondance dans les hémoglobines commerciales mal préparées.

La fonction respiratoire ou hématosique est donc liée à l'oxyhémoglobine, qui constitue le noyau oxydasique du globule rouge. Dès lors, plus le globule rouge est riche en hémoglobine, plus sa valeur globulaire est élevée, plus intenses et plus complètes sont les oxydations intraorganiques, lesquelles influencent non seulement la nutrition générale, mais aussi la destruction des déchets toxiques, endogènes ou exogènes. Or, les hémorragies, abondantes ou continues, diminuent le nombre absolu des hématies et abaissent la valeur respiratoire et oxydasique de la masse sanguine, comme les infections et intoxications, toutes déglobulisantes à un degré variable, et qui, en outre, versent dans la circulation un excès de déchets que l'oxygène doit brûler pour assurer leur élimination. Dans ces deux catégories de cas, il est donc d'un pressant intérêt de fournir à l'organisme malade, et sous forme d'hémoglobine, les matériaux de réparation sanguine dont il a besoin.

Si l'hémoglobine est spécialement indiquée, ce n'est pas uniquement en raison de la molécule ferrique qu'elle apporte et qui est l'agent essentiel de la fonction oxydasique. Des fers organiques, alimentaires ou médicamenteux, pourraient suffire à cette tâche par un mécanisme que BUNGE a longuement expliqué. Mais on oublie trop souvent, comme l'a remarqué ABDERHALDEN, que le fer, pour former l'hémoglobine, doit réaliser une combinaison complexe dont le substratum est la globine. Or, cette globine indispensable, les préparations martiales ordinaires ne la fournissent pas; elle doit être empruntée aux organes de l'hématopoïèse, tandis que l'hémoglobine introduit simultanément dans l'organisme et cette globine et son pigment ferrugineux. Et c'est là ce qui fait d'elle un véritable agent opothérapique. Quand donc on veut pourvoir dans les meilleures conditions au déficit respiratoire du sang, il ne suffit pas de restituer aux organes de réparation une quantité convenable de fer, il faut encore qu'ils trouvent à leur disposition le support moléculaire auquel ce fer doit se combiner, c'est-à-dire la globine Ainsi s'explique que l'hémoglobine réussisse à elle seule, dans les anémies moyennes, tandis que dans les anémies sévères, où les organes hématopoïétiques sont sérieusement touchés, il importe en outre de faire appel à l'opothérapie ostéo-médullaire (moelle rouge) qui, comme nous le verrons, réveille et active le jeu de ces organes et leur permet de mieux utiliser les matériaux de reconstitution sanguine qu'on leur donne par ailleurs.

On a beaucoup discuté, il est vrai, sur la manière dont l'hémoglobine se comporte dans le tube digestif. En fait, il semble bien qu'il y ait dislocation de ce corps en globine et hématine. Mais les expériences de Socin et d'Abderhalden prouvent, d'une part, qu'une partie au moins de l'hématine (d'où l'utilité des doses suffisantes d'hémoglobine) traverse la muqueuse intestinale et, d'autre part, que la globine peut se reconstituer dans cette muqueuse et dans le foie. Il est donc permis de croire que l'hémoglobine se reforme dans l'intimité des tissus, après sa dislocation digestive, et devient ainsi apte à se fixer sur le stroma globulaire. Cette hypothèse est d'ailleurs vérifiée par la clinique, ainsi que le reconnaît Carnot. L'action thérapeutique, maintes fois constatée, de l'hémo-

globine serait inexplicable, si, réduite par les sucs digestifs,
à ses molécules primordiales inactives, elle n'opérait pas
sa reconstitution, d'une manière ou d'une autre, de façon
à jouer de nouveau le rôle physiologique dont le malade
ressent effectivement le bénéfice.

II. — INDICATIONS THÉRAPEUTIQUES

A. *Syndrome anémique.* — A quelque cause qu'il
soit dû, le syndrome anémique est l'indication première de
l'opothérapie hématique et avant tout de l'hémoglobine.
Qu'il s'agisse, d'ailleurs, d'anémies post-hémorragiques,
traumatiques, opératoires, spontanées (épistaxis répétés,
métrorrhagies, etc.), d'anémies cryptogéniques, comme la
chlorose, d'anémies toxiques et infectieuses, oxycarbonée,
morphinique, prétuberculeuse ou tuberculeuse, typhique
ou paratyphique, paludéenne, grippale, ankylostomia-
sique, etc., les résultats sont sensiblement les mêmes : augmentation plus ou moins rapide du nombre des globules
rouges et surtout de leur valeur globulaire. De cet effet
dominant découlent les améliorations portant sur les divers
symptômes anémiques : relèvement de l'appétit, des forces,
du poids, recoloration des téguments, augmentation des
échanges, réapparition et régularisation des époques, disparition des maux de tête, des vertiges, des palpitations et
des souffles vasculaires, retour du sommeil, etc. A noter
que ces améliorations ne se produisent pas d'un coup :
elles sont le fruit d'un traitement assez long, qu'il faut
seulement interrompre brièvement de temps à autre, pour
juger de la stabilisation des résultats, et qu'il faut se
garder de cesser avant que cette stabilisation, qui est la
guérison, soit définitivement acquise.

Dans les ictères hémolytiques, l'action de l'hémoglobine est également très favorable ; elle est un peu moins constante dans les états hémorragipares : hémophilie, purpuras. Elle est peu marquée dans l'anémie cancéreuse et la leucémie.

B. *Grossesse.* — Il convient d'appeler l'attention sur l'utilité parfois méconnue de l'opothérapie hématique dans la grossesse. Durant les derniers mois de la gestation, la mère, en effet, fait une consommation considérable d'hémoglobine dont le fer se fixe dans le foie du fœtus pour constituer les réserves dont celui-ci aura à se servir au cours de l'alimentation exclusive au lait, très pauvre, on le sait, en fer. De là, cette anémie fréquente des jeunes accouchées, mal nourries ou placées dans de mauvaises conditions hygiéniques, anémies qui viennent parfois aggraver les pertes de la délivrance. Administrée à partir du cinquième ou sixième mois, et pendant une certaine période après l'accouchement, suivant les circonstances, l'hémoglobine évite ou combat cet état anémique et les dangers qui en sont la conséquence.

C. *Convalescences et états dépressifs.* — Nous avons indiqué ci-dessus que la fonction oxydasique de l'hémoglobine s'exerce sur les déchets tissulaires et les toxines microbiennes pour les brûler et en faciliter ainsi l'élimination. Or, dans les convalescences des maladies aiguës aussi bien que dans les infections chroniques, l'état anémique et la lenteur du rétablissement dépendent en grande partie de l'accumulation des toxines et des déchets déglobulisants. Administrer alors l'hémoglobine, c'est combattre à la fois la cause et l'effet des troubles, c'est-à-dire brûler les déchets, les rendre inoffensifs et éliminables et, en même temps, favoriser la réparation sanguine, à laquelle est subordonné le retour à l'équilibre fonctionnel. Ce qui précède s'applique d'ailleurs également au lymphatisme et à la scrofule et aux manifestations dystrophiques variées de l'enfance.

Dans les états dépressifs des névroses et des psychoses, l'hémoglobine n'agit souvent qu'indirectement, par le coup de fouet qu'elle donne au métabolisme. Son indication est plus formelle quand ces états sont subordonnés à des influences toxiques.

Ajoutons que l'hémoglobine n'a aucune contre-indication, elle est parfaitement tolérée par les estomacs les plus délicats et ne détermine ni les pesanteurs d'estomac, ni les coliques et la constipation, reprochées aux ferrugineux ordinaires. Elle n'a d'action ni sur le foie, ni sur le rein, ni sur la circulation et n'est interdite ni aux brightiques ni aux cardiaques.

II

OPOTHÉRAPIE OSTÉO-MÉDULLAIRE

MÉDULOSSÉINE

(Mœlle osseuse rouge de veau jeune ou de veau mort-né)

Indications Thérapeutiques :
Syndrome anémique, Leucémie, Polycytémie, Rachitisme, Cachexie

Pharmacologie et Posologie :
FORME SOLIDE
OPO-MEDULLOSSÉINE : 1 gr. = 10 gr. Mœlle rouge osseuse veau.
En *cachets* de 0,25, 0,50 et 1 gr.; 2 à 4 par jour.
(Boîtes de ·12 et 24 cachets.)

I. — PHYSIOLOGIE

La moelle osseuse n'a pas la même composition chez le jeune que chez l'adulte.

Chez l'animal jeune, la moelle est rouge et, surtout au niveau des épiphyses, renferme des cellules de la série leucocytaire et de la série érythrocytaire. La première est représentée par des myélocytes qui donnent naissance aux divers types de leucocytes, la seconde par des globules nucléés, caryocinétiques, qui, en perdant ultérieurement leur noyau, deviennent des hématies normales. On y rencontre aussi des cellules géantes, à noyaux variés, auxquelles ont été attribuées, sans certitude du reste, des propriétés endocriniennes.

Chez l'animal adulte, la moelle est jaune, parce que formée surtout de masses de graisse (50-80 p. 100 d'après

Roger et Josué), entre lesquelles se logent en petite quantité des éléments analogues à ceux de la moelle rouge. Cette substitution de la graisse aux cellules actives est un effet régulier et constant de l'âge, et c'est pourquoi, en opothérapie, il convient de n'employer que des moelles d'animaux très jeunes.

Toutefois le processus dégénératif peut, sous certaines influences, subir des arrêts et des rétrocessions. Pendant toute la période de développement, la moelle osseuse, en plein fonctionnement, fournit aux besoins croissants de l'organisme, en globules rouges et blancs; puis, peu à peu, son activité se ralentit, et, à la période adulte, elle se contente de parer normalement à l'usure des hémocytes. Mais si, pour une cause quelconque (hémorragies, hémolyse, infections, intoxications), le sang vient à s'appauvrir en éléments figurés, cet appauvrissement réagit sur la moelle, qui reprend son activité fonctionnelle, redevient rouge, et est le siège d'une multiplication d'hématies nuclées et de myélocytes (Bizzozero, Dominici). Cette réaction a donc pour but de protéger l'organisme contre une diminution de la valeur hématosique ou de la défense leucocytaire.

Quel est le point de départ d'une telle diaphylaxie? Carnot et Mlle Deflandre ont montré que, dans le sérum des animaux saignés, il existe une substance hématopoïétique qui se localise dans la moelle osseuse et y produit une véritable reviviscence. Mais le sérum n'est pas seul à produire ce résultat, car les mêmes auteurs ont établi que la moelle détermine la même réactivation fonctionnelle. Evidemment, dans ce dernier cas, c'est par un mécanisme différent qu'agit la moelle et il faut admettre qu'elle exerce alors, par l'intervention de substances spécifiques, une vicariance, à la faveur de laquelle les organes hématopoïétiques peuvent, le cas échéant, se rétablir et remplir le rôle qui leur est dévolu. D'où l'indication de l'opothérapie médullaire toutes les fois que ces organes se montrent déficients. Quant aux substances spécifiques médullaires, dont HEIDENHAIN plaçait le siège dans les cellules géantes, nous en savons fort peu de choses. Sont-elles simplement excito-fonctionnelles, ont-elles de plus des propriétés immunisantes et antitoxiques? Les expériences jusqu'ici tentées n'autorisent pas encore une réponse précise.

II. — INDICATIONS THÉRAPEUTIQUES

a) *Syndrome anémique.* — La première et la plus formelle indication de l'opothérapie médullaire est, comme on vient de le voir, le syndrome anémique, quelle qu'en soit l'origine, anémies essentielles, chlorose, hémorragies spontanées ou provoquées, ictères hémolytiques, infections hémolysantes, intoxications. Et, en effet, MÉNÉTRIER, AUBERTIN et BLOCH, GILBERT et GARNIER, CHARRIN et CHASSEVANT, DIXON MANN, HAMILTON, SIMON (d'Alger), TANI, FRASER, CACCINI, CHAUFFARD et LŒDERICH, JOUBAUD, etc., ont rapporté de nombreux cas de ces diverses affections, améliorés et même guéris par cette médication. D'une manière générale, l'administration de la moelle osseuse est suivie d'une réaction médullaire progressive, qui ramène peu à peu la composition du sang à la normale et fait disparaître les troubles caractéristiques du syndrome anémique.

Toutefois CARNOT signale avec raison que cette opothérapie qui agit quelquefois merveilleusement, ne met pas toujours à l'abri des récidives, et que, si celles-ci viennent à se produire, la moelle osseuse peut cesser alors d'avoir sur elles aucune action efficace. C'est que le pouvoir de vicariance est épuisé. Il faut donc, quand on a recours à l'opothérapie médullaire, tenir compte de certaines circonstances, capables d'influer sur la forme et l'opportunité du traitement.

Tout d'abord on doit se renseigner, par l'examen du sang, sur les possibilités fonctionnelles de la moelle. Dans les anémies aplastiques graves, où les fonctions médullaires sont à peu près abolies, l'opothérapie donne quelquefois un coup de fouet aux organes déficients, et il en découle une amélioration, passagère d'ailleurs si le malade n'est pas en mesure de soutenir l'effort provoqué, et dès lors toute nouvelle tentative demeure vaine. Au contraire, quand la moelle osseuse est seulement insuffisante et réagit encore, l'opothérapie donne des résultats plus constants et plus sûrs, parce qu'elle s'appuie sur des éléments fonctionnels au moins partiellement intacts. Dans les infections et les intoxications hémolysantes, il ne faut pas non plus attendre trop tard pour agir, car on risquerait de se heurter à une hématopoïèse totalement épuisée. En second lieu, il convient de se souvenir que l'action des médicaments leucogènes (nucléinates, métaux colloïdaux, sucres, etc.) est souvent renforcée par l'opothérapie médullaire, et réciproquement. Enfin il est parfois nécessaire d'associer l'opothérapie médullaire soit à d'autres agents opothérapiques (rate, sang et hémoglobine, foie, thymus, etc.), soit à des médicaments (fer, arsenic). L'opothérapie médullaire n'est, en effet, qu'une médication symptomatique, dont l'action doit souvent être complétée suivant la maladie à combattre, pour en tirer le meilleur parti thérapeutique. C'est le cas, par exemple, des états anémiques dans lesquels l'élimination du fer est supérieure à l'apport fixé. Evidemment, il ne faut pas alors se limiter à l'opothérapie médullaire, mais prescrire aussi l'hémoglobine afin de fournir aux hématies de nouvelle formation, le pigment hématosique sans lequel elles ne pourraient pas remplir convenablement leur fonction.

b) *Leucémie et polycytémie.* — Bien que l'indication de la leucémie et de la polycytémie (hyperglobulie) semble paradoxale, on a observé des cas de ces maladies dans lesquels l'opothérapie médullaire a donné des résultats encourageants. RIGGER, WARTH, COMBES (de Lausanne), DUMMOND et BILLING rapportent que, à la suite de l'administration de la moelle osseuse, la rate diminue de volume, le nombre des globules blancs s'abaisse tandis que celui des hématies augmente, les téguments se recolorent, etc..., et GLÆSSNER signale, à la suite du traitement, une amélioration notable chez un polycytémique présentant 10 millions d'hématies par millimètre cube avec une splénomégalie énorme.

c) *Rachitisme.* — D'après AMESTANI, la moelle osseuse par la voie digestive a déterminé, chez des enfants rachitiques, une augmentation du taux de l'hémoglobine, l'accroissement du poids, et a hâté la dentition et la marche. Notons ici que le rachitisme se rattache plus ou moins étroitement aux maladies par carence et que la moelle osseuse est riche en vitamines. En tout cas, contre le rachitisme, il paraît bon, la plupart du temps, d'associer, à l'opothérapie médullaire, l'adrénaline (BOSSI, BRANK, CARNOT et SLAVU) et les sels de chaux.

d) *Infections.* — CRITZMANN a observé un cas où

l'opothérapie médullaire a amélioré les signes de cachexie
paludéenne, mais ne paraît pas avoir modifié l'infection.
Enfin on a essayé, chez des personnes atteintes de pneumonie, l'administration de moelle osseuse d'animaux vaccinés, mais les recherches ne semblent pas avoir été pour-
suivies.

III. — FORMES ET POSOLOGIE

La moelle fraîche d'animaux jeunes (moelle rouge),
de veau spécialement, a été d'abord utilisée en nature, par
la voie digestive, mais elle était souvent mal tolérée aux
doses prescrites, car FABIAN l'ordonnait à doses massives.
Aussi donne-t-on aujourd'hui la préférence aux poudres
et aux extraits.

III

OPOTHÉRAPIE SPLÉNIQUE

SPLÉNINE

(Extrait sec total de la rate du veau ou du porc)

Indications Thérapeutiques :

Anémie, Hémorragies, Infections, Arriération.

Pharmacologie et Posologie :

FORME SOLIDE

OPO-SPLENINE : 1 gr. = 4 gr. rate fraîche de porc.
En *cachets* de 0,25, 0,50 et 1 gr. ; 2 à 4 par jour.
(*Boîtes* de 12 et 24 cachets.)

FORME LIQUIDE

EXO-SPLENINE : 10 gr. = 5 gr. rate fraîche de porc.
2 à 4 cuillerées à dessert par jour.
(*Flacon* de 150 cent. cubes.)

I. — PHYSIOLOGIE

La rate est une petite glande ovoïde spongieuse, placée sous le diaphragme, à gauche, et enveloppée par un repli du péritoine. Elle est constituée par des trabécules conduisant les vaisseaux et formant des aréoles, dans lesquelles on trouve la pulpe rouge, chargée d'hémoglobine; la pulpe blanche se dispose autour des artères, en gaines lymphoïdes et corpuscules de Malpighi; elle renferme les éléments de la série leucocytaire et spécialement des

— 45 —

lymphocytes. La rate, n'ayant pas de conduit excréteur, doit être considérée comme une glande vasculaire close.

Ce qui caractérise sa composition, c'est sa richesse en fer (0,49 p. 100 de cendres) et en phosphore (1,22) ; elle contient, en outre, non seulement des albumines et des nucléoprotéides, des graisses et des lipoïdes (cholestérine), du glycogène, des acides aminés, des bases, etc., mais aussi des ferments, des amidase et uricase, un ferment coagulant, et même, d'après PFEIFFER, des immunisines, corps à l'égard desquels toutes réserves doivent être faites.

Malgré tout, la physiologie de la rate est mal connue. En effet, la splénectomie ne provoque, ni chez les animaux, ni chez l'homme, de phénomènes bien saillants ; tout au plus, d'après HARTMANN et VAQUEZ, une diminution temporaire du nombre des hématies et de la richesse en hémoglobine et une leucocytose ne portant que tardivement sur les lymphocytes. Il y a d'ailleurs simultanément une augmentation de l'activité des ganglions lymphatiques.

Cependant certains faits prouvent que la glande splénique joue un certain rôle dans l'équilibre de l'économie. D'abord le sang efférent de la rate est plus riche que le sang artériel en globules rouges et on trouve, dans la pulpe, des hématies nucléées, double preuve d'une action hématopoïétique. Mais, d'autre part, le sang splénique possède des propriétés hémolytiques très nettes, puisqu'on observe dans les aréoles, et en partie englobées dans les macrophages, beaucoup d'hématies en voie de dégénérescence ; il est notoire, en outre, que l'ablation de la rate modifie les pigments biliaires, ce qui ne doit pas surprendre si ces pigments dérivent de l'hémoglobine des hématies usées. Aussi admet-on que la rate est le lieu où s'opère la destruction des globules rouges. A l'égard des leucocytes, cette glande se comporte comme les ganglions; elle produit une lymphopoïèse marquée et une réaction myéloïde avec myélocytes granuleux et hématies nucléées. Il est à remarquer que ces diverses fonctions, hémolytique, hématopoïétique et leucopoïétique s'exagèrent sous l'influence des hémorragies, de la grossesse et des infections.

De là peut-être provient ce phénomène que la rate s'hypertrophie dans certaines maladies d'origine microbienne, paludisme, fièvre typhoïde, tuberculose, etc. On y a vu une réaction défensive, ce qui est très vraisemblable, mais non comme certains auteurs, notamment PFEIFFER, l'entendaient, car le suc splénique ne paraît avoir aucune propriété agressive ou immunisante vis-à-vis des bactéries pathogènes.

Enfin, et bien que la sécrétion interne splénique puisse activer, *in vitro*, le suc pancréatique inactif, il ne semble pas, contrairement à l'opinion de SCHIFF, que la rate puisse transformer le trypsinogène en trypsine, ni qu'elle ait une action sur la digestion intestinale.

Quoi qu'il en soit, on considère aujourd'hui, avec MAGGIONI et DIXON MANN, que la rate a surtout un pouvoir de stimulation sur les organes hématopoïétiques et leucopoïétiques insuffisants, et de vicariance, au moins relatif, quand ces organes sont déficients (la moelle rouge en particulier).

II. — INDICATIONS THERAPEUTIQUES

Le rôle, mal déterminé, de la rate a jusqu'ici limité son usage opothérapique.

a) *Anémies et hémorragies.* — Contre la chlorose et les anémies cryptogéniques, WOOD a employé avec un

4

certain succès la rate en nature ou en extrait; JACOBEN et CONRADI, LANDAU, HIRSCH ont utilisé l'extrait, en raison de son pouvoir coagulant, dans les hémorragies et plus particulièrement dans les hémorragies utérines; dans ce dernier cas, on a même préconisé les injections sous-cutanées d'autolysat de rate de cheval.

b) *Infections* — COUSIN, LÉMANSKI (de Tunis), CRITZMANN se sont bien trouvés, dans le paludisme avec splénomégalie, d'associer l'ingestion de rate (60 à 100 gr. de rate fraîche et crue par jour) aux injections de quinine. On observe même, en dehors du traitement quinique, une diminution appréciable du volume de la rate. BAYLE a aussi recommandé la rate fraîche de porc dans la tuberculose; de même (rate d'animaux vaccinés) JEZ dans la fièvre typhoïde. Ces diverses tentatives, tout en ayant donné des résultats encourageants, n'ont pas été reprises avec une ampleur suffisante pour apporter des indications fermes.

c) *Arriération.* — Chez les enfants dont l'arriération est imputable à une insuffisance polyendocrinienne, R. DUPUY préconise une opothérapie complexe, dans laquelle doit entrer, à titre complémentaire, l'extrait de rate à dose faible (0 gr. 10) mais continuée longtemps.

IV

OPOTHÉRAPIE GANGLIONNAIRE

LYMPHATINE

(Extrait ganglionnaire total)

Indications Thérapeutiques :

Angines, Fièvres ganglionnaires des enfants, Rhumatismes,
Infection puerpérale, Scarlatine.

Pharmacologie et Posologie :

FORME SOLIDE

OPO-LYMPHATINE : 1 gr. = 4 gr. ganglions lymphat. mouton.
En *cachets* de 0,25, 0,50 et 1 gr.; 2 à 4 par jour.
(*Boîtes de* 12 *et* 24 *cachets.*)

FORME LIQUIDE

EXO-LYMPHATINE : 10 gr. = 5 gr. ganglions lymph. fr. mouton.
2 à 4 cuillerées à dessert par jour.
(*Flacon* de 150 cent. cubes.)

I. — PHYSIOLOGIE

Les ganglions lymphatiques sont constitués par une
charpente folliculaire formée d'un réticulum de cellules
étoilées, dans lequel plongent les fines ramifications vasculaires; les mailles de ce réticulum sont remplies de cellules de la série lymphocytaire en voie de formation, qui
tombent ensuite dans les lacunes où la lymphe circule et
sont entraînées par elle. Cette organisation se retrouve
approximativement dans d'autres organes, comme les follicules clos de l'intestin et les amygdales. Le ganglion

semble donc être un appareil dans lequel se forment principalement les lymphocytes et se détruisent, pour une part au moins, les éléments blancs arrivés à leur période de vieillissement.

D'un autre côté, METCHNIKOFF et son école ont établi que les lymphocytes sont, par excellence, les phagocytes des bactéries pathogènes. En outre, la clinique et l'anatomo-pathologie montrent que, dans les infections, les ganglions qui se trouvent sur les voies de l'invasion microbienne deviennent plus volumineux et durs, s'hypertrophient sous l'influence d'un accroissement d'activité, représentant des relais de défense qui arrêtent les parasites, soit momentanément, soit parfois définitivement. Par suite, les ganglions peuvent être regardés comme des organes très importants de protection contre les agressions microbiennes, et c'est cette considération qui a donné l'idée d'utiliser, en opothérapie, les extraits ganglionnaires, non pour l'apport de microphages, mais à titre d'excitant naturel des fonction lymphopoïétiques et diaphylactiques.

II. — INDICATIONS THERAPEUTIQUES

C'est surtout EDMOND VIDAL qui a préconisé cette médication sous forme d'extrait glycériné de ganglion de génisse éprouvée au préalable à la tuberculine. Il a utilisé cet extrait, filtré à la bougie, en injection intramusculaire, à la dose de 1 à 2 cc. par jour. Les résultats ont été bons dans les angines à streptocoques et à staphylocoques, dans la fièvre ganglionnaire des enfants, dans le rhumatisme articulaire aigu, dans l'infection puerpérale et dans un cas de scarlatine grave. Quelques heures après l'injection se produit une hyperleucocytose marquée, qui dure deux à

trois jours et s'atténue ensuite Dans la tuberculose et les
adénites tuberculeuses, les résultats ont paru moins satisfaisants.

Bien que l'opothérapie ganglionnaire ait été fort peu
employée, il semble cependant qu'elle soit appelée, en
raison des propriétés stimulo-lymphopoïétiques qui sont à
sa base, à rendre des services aussi appréciables que les
injections de sucre, de lait, ou de térébenthine.

———————

OPOTHÉRAPIE GASTRIQUE

PEPSINE

*La **Pepsine** est le produit de la sécrétion acide de l'estomac du porc, obtenu par autodigestion de la muqueuse.*

GASTÉRASE & EXO-GASTRINE

*La **Gastérase** est une pro-pepsine, non acide, en poudre, retirée de l'estomac du porc ; l'**Exo-Gastrine** est le même produit liquide, ou suc stomacal neutre de sécrétion normale, obtenu par expression de la muqueuse et non de fistule anatomique.*

Indications Thérapeutiques :

Insuffisance gastrique, Dyspepsie, Achylie, Hypoachylie, Hypersthénie.

Incompatibilités : Carbonates alcalins.

Pharmacologie et Posologie :

FORME SOLIDE

OPO-GASTERASE : 1 gr. = 6 gr. muqueuse gast. de porc.
En *cachets* de 0,25, 0,50 et 1 gr.; 2 à 4 par jour.
(*Boîtes* de 12 et 24 cachets.)

FORME LIQUIDE

EXO-GASTERASE : 10 gr. = 5 gr. muqueuse gast. de porc.
2 à 4 cuillerées à dessert par jour.
(*Flacon* de 150 cent. cubes.)

ELIXIR et VIN DE PEPSINE. — 1 à 2 verres à liqueur
après le repas.

I. — PHYSIOLOGIE

L'estomac est une dilatation du tube digestif, appelée à remplir un rôle surtout préparatoire à la véritable élaboration des aliments; mais, bien que préparatoire (on peut vivre à la rigueur sans estomac), ce rôle n'en est pas moins important, car chimiquement, mécaniquement et synergiquement, il facilite la digestion intestinale.

Au point de vue anatomique, l'estomac se compose de quatre couches : muqueuse, scus-muqueuse, musculaire et péritonéale; la couche muqueuse, qui renferme toutes les glandes à sécrétion utile, est à peu près la seule que l'on emploie en opothérapie, soit en totalité, soit partiellement (pepsine, lab-ferment, etc.). C'est au porc qu'on l'emprunte le plus souvent, en raison du genre de nourriture de l'animal, qui est omnivore, et de l'activité particulièrement grande de ses ferments.

Au point de vue fonctionnel, on peut distinguer trois régions : celle du cardia, qui fait suite à l'œsophage, celle du fond, région fundique ou de la grande courbure, très riche en glandes digestives, enfin la région pylorique, riche en fibres musculaires et en glandes muqueuses. Cette division fonctionnelle a son expression anatomique chez les granivores et les ruminants, par exemple, où l'on voit le jabot des premiers comme la panse et le bonnet des seconds, être un simple réceptacle alimentaire, tandis que le ventricule succenturié et la caillette remplissent les fonctions chimiques et digestives, et le gésier des fonctions mécaniques. D'où la double destination appartenant en propre à l'estomac : disloquer chimiquement, par ses enzymes, les aliments mastiqués, les diviser par ses contractions musculaires, et les réduire en pulpe capable de passer, à travers l'ouverture pylorique, dans le duodénum.

L'agent de la dislocation chimique est le suc gastrique.

Normalement, chez l'homme, exception faite de certains hypersthéniques, la sécrétion de ce suc est intermittente : trois facteurs successifs la provoquent : 1° le facteur psychique, sensations visuelles et olfactives, idée, souvenir d'un bon repas sous l'empire de la faim; 2° le facteur buccal, sensations gustatives, mastication, déglutition; 3° le facteur gastrique lui-même, c'est-à-dire le contact direct de certaines substances (bouillon et extraits de viande, croûte de pain, alcool, etc.) avec la muqueuse stomacale. Les sucs sécrétés sous l'influence des deux premiers facteurs ont été appelés, par PAWLOW, *sucs d'appétit;* ils sont actifs comme le suc de contact, et la compositon d'ensemble du suc pur, privé de toute présence alimentaire, est la suivante :

Réaction franchement acide, car le suc contient 1 à 2 p. 1.000 d'acide chlorhydrique; divers sels minéraux, parmi lesquels le chlorure de sodium domine de beaucoup; mucine en quantité variable; enfin quatre ferments principaux, pepsine, présure, lipase, hormones, qui, abstraction faite de la ptyaline salivaire présente pendant le repas, constituent les éléments essentiels de l'opothérapie gastrique. Nous allons donc en dire quelques mots.

a) PEPSINE

Les glandes gastriques sécrètent un pro-pepsine qui se transforme en pepsine active sous l'influence de l'acidité faible. En effet, nous-même avons établi (1) que la pepsine en milieu neutre n'attaque pas les albumines;

---

(1) P. BYLA *Les Produits Biologiques Médicinaux.* J. Rousset, Paris 1905.

elle commence à les dédoubler à partir de 1 p. 1.000 d'HCl, agit au maximum entre 2 et 3 p. 1.000, voit son action se ralentir vers 4 et s'arrêter complètement à 6 p. 1.000, mais les pepsines dialysées exigent une acidité plus forte. D'après Téchomirow, elle perd en milieu alcalin, ses propriétés protéolytiques et, si le contact a été trop prolongé, ne peut plus les réacquérir quand on acidule de nouveau le milieu. L'effet de l'acidité est d'ailleurs accru par la température, puisque le pouvoir digestif est le même à 35° C. et à 44 ° C. avec des acidités respectives de 3 et 2 p. 1.000. La température optima paraît être aux environs de 45° C. et la température mortelle entre 55 et 60°. Il est à remarquer enfin que, au point de vue activité, il y a un certain rapport entre les proportions de l'acide et du ferment. En d'autres termes, à une faible teneur en pepsine doit répondre une faible acidité, et à une teneur élevée en pepsine, une acidité plus forte, règle dont il est important de tenir compte dans l'administration thérapeutique de la pepsine.

Au surplus, l'action peptique varie avec la nature de l'acide et avec la substance à digérer. L'acide chlorhydrique, acide naturel du suc gastrique, est celui qui agit le mieux aux plus petites proportions, à 3 p. 1.000, l'acide sulfurique et l'acide phosphorique à 7-10 p. 1.000, l'acide lactique à 20 p. 1.000 et enfin l'acide citrique à 30-40 p. 1.000. De même, pour un acide donné, il faut de plus grandes proportions pour digérer la fibrine que pour digérer les globulines et surtout l'ovalbumine. Quant à la vitesse de la digestion, elle paraît conditionnée, en général, par la loi de Schultz-Borissow, suivant laquelle cette vitesse est proportionnelle à la racine carrée de la quantité de ferment.

L'action physique est paralysée par divers corps, d'abord par un excès de ferment ou d'acide, comme on l'a vu, et par un excès des produits de dédoublement, albumoses et peptones. Les sels minéraux, surtout bromures, iodures et chlorures, les arséniates, sont inhibiteurs, ainsi que le phénol, le tanin, le chloroforme et l'alcool à haute dose; le contact prolongé de la glycérine, du glucose et de l'alcool enlève à la pepsine une partie notable de ses propriétés.

La pepsine est une protéase qui transforme par hydrolyse les albumines en albumoses et en peptones. Il se produit d'abord, sous l'influence de l'acide, des acidalbumines ou syntonines, lesquelles sont seules attaquées par la pepsine. Celle-ci ne digère qu'incomplètement la caséine et les nucléo-protéines, laissant un résidu inattaqué de nucléines; de même, elle laisse intacte l'hématine de l'hémoglobine. Avec la gélatine et l'élastine, elle donne des gélato et des élasto-peptones; elle attaque lentement la substance collagène, mais est sans action sur la Kératine, ce qui indique l'emploi de ce corps pour enrober les médicaments altérables par le suc gastrique. Elle détruit l'amylase et la trypsine, d'où l'interdiction du mélange de ces ferments en milieu acide, enfin elle agit sur certaines toxines pour abolir leur nocivité.

Contrairement à ce qu'on croyait autrefois, la dislocation de l'albumine sous l'influence de la pepsine ne s'arrête pas aux peptones. D'après LAWROW et MALFATI, quand l'action de ce ferment protéolytique est suffisamment prolongée et énergique, on peut aboutir aux polypeptides et même à l'isolement des acides aminés qui les constituent (leucine, alanine, tyrosine, etc.). Par là, la pepsine se rapprocherait donc de la trypsine. Toutefois il est

constant que, normalement, ce sont des peptones et surtout
des albumoses qui passent dans le duodénum. On doit
remarquer cependant qu'elle est totalement impuissante à
dédoubler certains peptides et notamment le glycyl-tyro-
sine, etc.

b) LABFERMENT

Ferment retiré de l'estomac du veau; se présente sous la
forme d'une poudre blanche au 1/10ᵉ de son poids de lactose.

Indications Thérapeutiques :

Médication infantile dans les digestions lactées difficiles.

Posologie :

Préparation à prescrire sous forme de « prises » de 0 gr. 10
à 0 gr. 20, deux ou trois fois par jour.
En y ajoutant 2 à 3 fois son poids de lactose pour conservation.

C'est une présure qui coagule le lait et le transforme en une masse adhérente aux parois du vase,
masse qui ultérieurement se rétracte en caillot com-
pact ou *caséum* et laisse exsuder un liquide clair ou
lacto-sérum. La présure n'existe pas seulement, et surtout
à la période de lactation, dans le suc gastrique de l'homme
et des mammifères; on la rencontre aussi chez beaucoup
d'autres vertébrés et chez certains invertébrés et même dans
les plantes (artichaut, chardonnette, figuier, etc.) ; on la
trouve aussi dans le pancréas, le foie et d'autres tissus.

Son action porte exclusivement sur la caséine, qu'elle
dédouble en paracaséine (95 p. 100), qui se coagule sous
l'influence des sels de calcium (ARTHUS et PAGÈS, HAM-
MARSTEN) et lactosérum-protéose. Mais cette action ne
s'arrête pas là. Si, comme l'a fait PÉTRY, on laisse le lab

suffisamment longtemps en contact avec la paracaséine, on voit apparaître, aux dépens de celle-ci, des albumoses, dont la production suit la loi de SCHULTZ-BORISSOW. Ce processus n'est comparable qu'en apparence à celui de la pepsine, attendu que, d'une part, la réaction se fait en milieu neutre et que, de l'autre, le lab n'agit ni sur l'ovalbumine, ni sur le sérum albumine, ni sur la gélatine, et que les caséines seules sont attaquées. D'ailleurs, dans le suc gastrique traité à 40° par le carbonate de soude, le pouvoir peptique est aboli et le pouvoir caséifiant conservé, ce qui prouve que, contrairement à l'opinion soutenue par NENCKI et SEBER, la présure et la pepsine sont deux ferments absolument différents.

---

c) HORMONES GASTRIQUES

Il en existe deux, d'ailleurs sans application jusqu'ici. L'une de sécrétion interne, qui est une Sécrétine; employée en injections intraveineuses, elle détermine la sécrétion pepsique ; l'autre, obtenue de l'extrait stomacal, provoque, en injection intraveineuse, une onde péristaltique complète.

On distingue actuellement deux catégories d'hormones appartenant à la sécrétion interne de l'estomac. La première, découverte par EDKINS, dans la muqueuse de la région pylorique exclusivement, provoque, en injection intraveineuse, la sécrétion des glandes gastriques proprement dites; c'est donc une sécrétine ; l'autre, obtenue d'extrait stomacal par ZULZER, DOHRN et MARX, détermine, aussi en injection intraveineuse, une onde péristaltique immédiate qui se propage tout le long de l'intestin, du duodénum au rectum.

En résumé, l'action physiologique de l'estomac n'est

pas uniquement locale ; elle ne se contente pas, par le suc gastrique, de commencer l'attaque des albuminoïdes et peut-être des corps gras, que les sucs pancréatiques, hépatiques et intestinaux achèveront ; elle intervient encore d'une manière synergique sur le reste du tractus digestif, en provoquant ses sécrétions propres et en favorisant son péristaltisme et par conséquent la progression convenable du bol alimentaire.

II. — INDICATIONS THERAPEUTIQUES

Comme on peut le prévoir d'après ce qui vient d'être dit, l'opothérapie gastrique reconnaît deux indications majeures et, en quelque sorte, complémentaires : en premier lieu, les cas d'achylie totale, dans lesquels il y a déchéance glandulaire complète et, par suite, transformation de l'estomac en une poche où, par l'administration de suc gastrique ou de solution chlorhydro-peptique, on peut espérer réaliser une digestion artificielle ; en second lieu, toutes les hypochylies, liées au surmenage, aux névroses et aux indications dans lesquelles il y a tantôt insuffisance sécrétoire quantitative et qualitative, tantôt insuffisance motrice. Dans cette seconde indication et suivant la nature du trouble constaté, on a recours soit aux divers ferments eux-mêmes, pepsine, présure, soit aux extraits totaux renfermant des principes capables de réveiller l'excitabilité et la motricité. Enfin dans l'hyperchylie, chez les hypersthéniques, GILBERT et SUMONT ont retiré parfois bénéfice de l'administration des sucs et ferments gastriques à la condition qu'ils soient non acidifiés.

a) *Achylie.* — Elle s'observe surtout dans le cancer de l'estomac, où, à la période d'évolution, l'apepsie est

souvent complète. On administre, dans ce cas, la solution chlorhydro-peptique ou la pepsine acide ou encore l'extrait gastrique actif. On a d'ailleurs quelquefois avantage à administrer, au lieu de ces agents opothérapiques, des peptones bien préparées. L'achylie s'observe aussi dans les anémies pernicieuses; le traitement est alors le même que ci-dessus.

b) *Hypochylie.* — Elle existe dans un très grand nombre d'affections. Dans la gastro-entérite des enfants, HUTINEL, MÉRY, GAUSSEL, SABRAZÈS recommandent le suc gastrique total à petites doses, et, chez les nourrissons, la présure, qu'il convient d'administrer avant la tétée dans un peu d'eau sucrée ou d'ajouter au lait bouilli si l'enfant est au biberon ; on attend que la coagulation se fasse et on agite le biberon de manière à fragmenter convenablement le caillot. Dans tous les cas, le traitement procure, plus ou moins vite, la disparition des vomissements et de la diarrhée et une augmentation régulière du poids. Dans les troubles liés aux infections, l'insuffisance gastrique est souvent transitoire et ne réclame pas en général l'intervention de l'opothérapie. Il n'en est pas cependant toujours ainsi et on constate, à la suite de fièvre typhoïde, de grippe, d'oreillons, etc., des modifications sécrétoires allant jusqu'à l'apepsie. La pepsine acide, les extraits gastriques donnent alors de bons résultats, pourvu que l'on en proportionne les doses à la quantité des aliments ingérés. C'est là du reste une règle générale qu'on oublie trop souvent. Chez les tuberculeux, on note ordinairement de l'hyperpepsie et, dans ce cas, il est à peu près inutile de faire appel à l'opothérapie. Mais, chez ces malades, l'hypopepsie n'est pas très rare non plus et, en cette occurrence, l'emploi de pepsine et d'extrait gastrique apporte des résultats très satisfaisants en améliorant rapidement la nutrition du sujet. Dans les gastrites par surmenage, dans les gastrites toxique, alcoolique, brightique, etc., il y a parfois une diminution considérable du pouvoir peptique et des réflexes digestifs, ce qui commande les extraits totaux; chez les albuminuriques, les cardiaques, les ulcéreux gastriques ou duodénaux auxquels on prescrit le régime lacté, la présure peut être fort utile, administrée immédiatement avant le repas de lait; cependant, chez les ulcéreux, il faut se garder d'employer les pepsines acides ou les extraits actifs. Dans les gastronévroses enfin, on doit se préoccuper simultanément de l'action opothérapique et de son effet psychique. C'est pourquoi il est alors recommandé de recourir de préférence aux hormones gastriques en injections, qui réveillent à la fois l'excitabilité et la motricité et agissent synergiquement sur l'intestin. Même au cas où l'hypersthénie existe, on peut constater, sous l'influence de ces hormones, un retour appréciable à l'équilibre fonctionnel.

c) *Hypersthénie.* — D'une manière générale, l'hypersthénie contre-indique, comme la maladie de Reichmann, l'opothérapie gastrique. Cependant, nous avons vu que, dans certains cas, les extraits inactifs peuvent rendre quelques services. Il en est de même des pepsines non acides; il semble qu'alors ces pepsines saturent en partie l'acidité gastrique et tendent par conséquent à équilibrer la réaction. La sécrétion acide étant, dans l'hypersthénie, presque continue, ces pepsines doivent être administrées, à dose suffisante, en dehors des repas, et conjointement avec les poudres de saturation.

OPOTHÉRAPIE INTESTINALE

(Même chapitre, voir : Erepsine, Sécrétine)

ENTÉROKINASE

(Extrait de muqueuse duodénale)

Indications Thérapeutiques :
Entérite, Constipation, Troubles intestinaux non définis.

Pharmacologie et Posologie :

FORME SOLIDE

OPO-DUODENASE : 1 gr. = 6 gr. duodénum frais de porc.
En *cachets* de 0,25, 0,50 et 1 gr.; 2 à 4 par jour.
(Boîtes de 12 et 24 cachets.)

FORME LIQUIDE

EXO-DUODENASE : 10 gr. = 5 gr. duodénum frais de porc.
2 à 4 cuillerées à dessert par jour.
(Flacon de 150 cent. cubes.)

I. — PHYSIOLOGIE

Sous le rapport de l'élaboration alimentaire, le rôle de l'intestin est plus important que celui de l'estomac, mais cette action ne lui appartient pas exclusivement; elle résulte du concours de sécrétions intestinales, pancréatiques et biliaires. Nous n'avons pas à envisager, dans ce chapitre, que les fonctions de l'intestin et plus spécialement de l'intestin grêle, qui est la seule partie du tractus entérique possédant des propriétés opothérapiques.

L'intestin grêle présente, comme l'estomac auquel il fait suite, quatre tuniques : péritonéale, musculaire double, sous-muqueuse et muqueuse; sa surface interne est traversée de grands plis, les valvules conniventes, hérissée de villosités et parsemée, surtout vers sa terminaison, de follicules isolés ou agminés (plaques de Peyer) ; elle renferme les glandes de Brünner et de Lieberkühn et des cellules à mucus, qui produisent le suc intestinal, et absorbe, par ses villosités, les liquides et les substances dissoutes. Au point de vue fonctionnel, on distingue trois segments : le duodénum, dont les sécrétions sont abondantes, le jéjunum, et enfin l'iléon, qui ne sécrète pas, mais est le siège d'une absorption intense. En opothérapie, on s'adresse surtout au suc et à l'extrait de duodénum.

Le duodénum possède une sécrétion externe, ou suc intestinal, et une sécrétion interne.

Le suc intestinal renferme, en dehors de l'invertine qui dédouble la saccharose en glucose et lévulose, et d'une lactase, qui apparaît surtout chez les jeunes et les personnes soumises pendant longtemps au régime lacté, etc., deux ferments spéciaux : l'*érepsine* de COHNHEIM et la *kinase* (ou entérokinase), découverte par PAWLOW et CHEPOWALNIKOFF et bien étudiée par DELÉZENNE.

a) *Erepsine*. — C'est un ferment protéolytique qui disloque les albumoses et les peptones et les ramène à leurs constituants abiurétiques : tyrosine, leucine, etc. ; les peptones d'origine trypsique sont attaquées beaucoup plus lentement que les peptones pepsiques, et les protéines vraies, albumine, vitelline, etc., résistent à l'érepsine, tandis que la caséine est digérée complètement. Il semble donc que l'érepsine complète la digestion gastrique et n'intervient efficacement que sur les produits élaborés par celle-ci. Cependant il est à remarquer qu'elle n'agit qu'en milieu neutre ou faiblement alcalin ; un milieu franchement alcalin ou acide inhibe son pouvoir zymasique. Enfin l'érepsine est sécrétée à l'état de ferment actif, et non de proferment, puisqu'elle agit en l'absence de toute influence pancréatique (COHNHEIM, WECKER).

b) *Entérokinase*. — L'entérokinase est, comme l'indique le nom que lui a donné PAWLOW, un ferment *activant;* sa propriété fondamentale est de rendre la trypsine, active. Mais le mécanisme de cette action demeure encore mal connu. Pour BAYLISS et STARLING, la kinase transforme seulement la protrypsine en trypsine, puis n'intervient plus dans la digestion; pour DELÉZENNE, elle rend la substance protéique hydrolysable par la trypsine; pour DASTRE et STASSANO enfin la présence simultanée de la kinase et de la protrypsine est nécessaire à la digestion pancréatique. C'est à cette dernière opinion que P. CARNOT et la majorité des auteurs semblent aujourd'hui se ranger. Ajoutons que l'entérokinase n'a d'influence que sur le ferment protéolytique et n'agit ni sur la lipase, ni sur l'amylopsine du pancréas. Au surplus, l'activation de la trypsine peut être réalisée par d'autres substances, et surtout par des sels de calcium, mais le suc intestinal est activant même en l'absence complète de sels calciques.

c) *Sécrétine*. — Le principe essentiel de la sécrétion interne de l'intestin est la sécrétine, découverte par BAYLISS et STARLING. On sait que le passage du contenu gastrique dans le duodénum produit une sécrétion pancréatique abondante. Cette action était jadis imputée à une influence nerveuse, mais BAYLISS et STARLING ont montré qu'il s'agit surtout d'un mécanisme humoral. En effet, le contact d'une substance acide (et c'est le cas du contenu gastrique normal) avec la muqueuse duodénale détermine, dans cette muqueuse, la production d'une sécrétion interne spécifique, la *sécrétine*, qui, déversée dans le sang et

entraînée par la circulation, va exciter électivement la
sécrétion des trois sucs nécessaires à la digestion intestinale, le suc intestinal, le suc pancréatique et la bile, excitation qui a été vérifiée expérimentalement par BAYLISS et
STARLING, DELÉZENNE, etc. ENRIQUEZ et HALLION
ont, en outre, établi que l'injection intraveineuse de l'extrait
intestinal acide contenant la sécrétine agit sur la musculature de l'intestin et accroît le péristaltisme. Enfin il est à noter que l'extrait intestinal en injection intraveineuse produit
une hypotension marquée, analogue à celle que provoque la
propeptone, mais la question est encore en suspens de savoir
si cet abaissement de la pression vasculaire doit être attribué
aux propriétés propres de l'extrait, comme le croient
ROGER et JOSUÉ, ou à la réaction provoquée par l'introduction d'un corps étranger dans la circulation. Nous
mentionnerons seulement pour mémoire le pouvoir coagulant de l'extrait intestinal, qui entraîne souvent des throm-
boses vasculaires quand il est injecté sans précaution ;
quant à son pouvoir antitoxique à l'égard de certains
poisons, toxines ou venins, signalé par CHARRIN et QUEI-
ROLO, il paraît attribuable à l'action lytique des sécrétions
intestinales normales, car ce pouvoir s'atténue ou disparaît
quand la muqueuse est profondément lésée et que les
ferments physiologiques sont déficients.

II. — INDICATIONS THERAPEUTIQUES

Il ressort de la physiologie des sécrétions intestinales
et de l'action stimulante homologue qu'elles possèdent, que
les indications de l'opothérapie duodéno-intestinale sont
les suivantes : 1° suppléance du suc duodénal déficient ;
2° stimulation de ses sécrétions en cas d'insuffisance,

surtout d'insuffisance de la sécrétine ; 3° stimulation des
fonctions pancréatiques et biliaires ; 4° stimulation du
péristaltisme intestinal. Mais on doit remarquer que, le
le plus souvent, il est nécessaire d'associer aux sucs et
extraits intestinaux, les préparations opothérapiques hépatiques et pancréatiques et les pepsines acides quand on
cherche à améliorer, non seulement les fonctions intestinales, mais aussi la nutrition.

a) *Diarrhées et entérites aiguës.* — Dans ces affections, l'opothérapie intestinale ne peut être qu'une médication adjuvante, car elle est incapable, à elle seule, de
combattre la cause. Mais, à côté du traitement spécifique,
elle rend de grands services pour suppléer momentanément
aux fonctions troublées par l'importance des lésions, ainsi
que l'a indiqué TROUSSAINT pour la diarrhée de Cochin-
chine.

b) *Entérites chroniques.* — Dans les entérites par
surmenage, l'extrait intestinal total associé à un régime
approprié donne de bons résultats; il en est de même dans
les entéro-colites muco-membraneuses, bien qu'alors les
résultats puissent n'apparaître qu'assez lentement. Dans
l'entérite tuberculeuse, l'opothérapie intestinale combinée
aux autres opothérapies digestive, surrénale, etc., apporte
parfois des améliorations très satisfaisantes, diminue et
supprime la diarrhée et rehausse la nutrition. Dans l'ami-
biase chronique, P. RAVAUT et CHARPIN recommandent
à juste titre les opothérapies digestives combinées. Enfin
dans l'entérite des nourrissons, l'administration d'extraits
totaux, surtout d'entérokinase et de sécrétine, paraît quelquefois combattre efficacement les troubles de la digestion.

c) *Constipation et occlusion.* — Dans la coprostase banale et la constipation périodique des entéro-névroses, l'opothérapie intestinale agit généralement bien et pour deux raisons : parce qu'elle favorise le péristaltisme intestinal et la sécrétion biliaire, qui a elle-même un puissant effet sur la motricité. Toutefois, l'action n'est pas immédiate; elle ne se produit qu'au bout de quelques jours, mais elle est assez durable. Il va de soi, que, pendant cette médication, il faut supprimer les purgatifs et n'user, si besoin est, que de lavements. VIDAL (de Périgueux) a aussi employé l'extrait intestinal pour combattre les phénomènes toxiques de l'occlusion intestinale et de l'étranglement herniaire. Il semble que, dans le cas d'obstruction simple, l'action péristaltique ait plus d'effet que l'action antitoxique.

d) *Affections hépatiques.* — Le suc intestinal étant cholagogue, P. CARNOT l'a utilisé avec succès, en injection hypodermique (macération acide stérilisée d'intestin) dans l'ictère catarrhal et dans l'acholie pigmentaire sans ictère. Dans un cas de lithiase biliaire, ce traitement a été suivi de l'élimination d'un calcul.

e) *Dyspepsies pancréatiques.* — Si ces dyspepsies ne sont pas dues à une altération irrémédiable de la glande, l'extrait intestinal acide peut réussir, surtout quand on l'associe à l'opothérapie pancréatique, agissant comme excitant fonctionnel.

f) *Diabète.* — C'est pour les mêmes motifs que POCHON a utilisé, dans le diabète pancréatique, l'opothérapie duodéno-pancréatique qui a produit des améliorations très appréciables.

VII

OPOTHÉRAPIE PANCRÉATIQUE

PANCRÉINE

(Extrait total sec et pulvérisé de la glande du porc)

Indications Thérapeutiques :

Pancréatites, Troubles intestinaux, Troubles diathésiques, Diabète pancréatique, ulcérations tuberculeuses.

Pharmacologie et Posologie :

FORME SOLIDE

OPO-PANCRÉINE : 1 gr. = 4 gr. pancréas frais de porc.
En *cachets* de 0,25, 0,50 et 1 gr.; 2 à 4 par jour.
(Boîtes de 12 et 24 cachets.)

FORME LIQUIDE

EXO-PANCRÉINE : 10 gr. = 5 gr. pancréas frais de porc.
2 à 4 cuillerées à dessert par jour.
(Flacon de 150 cent. cubes.)

I. — PHYSIOLOGIE.

Le pancréas est une glande annexe du duodénum, constituée par des lobules appendus aux canaux glandulaires ; il présente d'une part des *acini* en communication avec le canal de Wirsung, déversoir de la sécrétion externe dans le duodénum au niveau de l'ampoule de Vater, et de l'autre des îlots cellulaires pleins, dits îlots de Langerhans, sans canal excréteur; de ceux-ci semble dépendre la sécrétion interne qui par la circulation porte va au foie et aux lymphatiques. Il y a donc lieu de considérer le produit de la sécrétion externe (suc pancréatique) et celui de la sécrétion interne.

A. *Suc pancréatique.* — Nous avons vu précédemment, *Opothérapie intestinale*, que le contact du chyme acide de l'estomac sur la muqueuse duodénale provoque une abondante sécrétion du suc pancréatique sous l'influence de la sécrétine résorbée, sécrétion qui varie d'ailleurs d'importance suivant la nature du bol alimentaire; les hydrates de carbone provoquant une excrétion plus forte que la viande et surtout que les corps gras, d'après Wohlgemuth. Mais, nous l'avons vu également, ce suc pancréatique, recueilli au canal de Wirsung, est inactif, du moins à l'égard des albumines, et, pour agir sur ces dernières, il lui faut l'adjonction d'une quantité même très faible d'entérokinase. Toutefois, cette activation peut être produite par d'autres substances ; sans parler de la Kinase leucocytaire de Delézenne, dont l'existence n'est pas admise par tous les expérimentateurs, il convient de mentionner les sels solubles de calcium, qui ont un pouvoir d'activation, lent mais très énergique, tandis que les sels de potassium, ajoutés en proportion notable, peuvent momentanément l'inhiber.

Le suc pancréatique est un liquide alcalin, très complexe, présentant les réactions colorées des protéines et contenant plusieurs ferments, la trypsine, l'amylase (amylopsine), une maltase et une lactase (?) et une lipase.

a) *Trypsine.* — La trypsine est un ferment protéolytique qui agit surtout en milieu alcalin (entre 0,2 et 0,3 p. 100 de carbonate de soude avec optimum vers 1 p. 100), mais conserve cependant une partie de son activité en milieu très faiblement acide, puisqu'elle n'est abolie, d'après Kuhne, que si l'acidité dépasse 0,5 p. 1.000 ; sa température optima oscille entre 36 et 40° ; sèche, elle peut supporter, suivant HUFNER, SCHMIDT et SALKOWSKI, 100° et au delà. Il s'ensuit que le pouvoir fermentatif de la trypsine varie avec la réaction du milieu et la température, il ne parait pas d'ailleurs suivre exactement la loi de SCHUTZ-BORISSOW, car l'effet n'est pas toujours proportionnel à la quantité et au temps. Notons en outre, que ce pouvoir est activé par le phosphate de soude et la nicotine, inhibé par les sulfates alcalins et la morphine. Enfin le sérum a un pouvoir antitrypsique, de même que les macérations de macroparasites intestinaux, ce qui expliquerait leur immunité vis-à-vis des sécrétions digestives de l'homme.

La trypsine active disloque complètement les corps protéiques en produits abiurétiques et, dès le début, elle libère notamment la tyrosine et le tryptophane, ce qui est la caractéristique chimique de son action ; elle attaque même la kératine et les nucléines qui échappent à l'influence du suc gastrique ; elle complète donc la fonction de ce dernier et peut même se substituer entièrement à lui comme on a pu l'observer chez les animaux et dans quelques cas de gastrectomie totale.

Quant à l'action bactériolytique de la trypsine, elle dépend exclusivement de ses propriétés protéolytiques énergiques.

b) *Amylase et Maltase*. — Le suc pancréatique renferme en outre deux ferments agissant successivement sur l'amidon : l'amylase le dédouble d'abord en dextrine et maltose, la maltase intervient à son tour et dédouble ce dernier sucre en glucose; ces ferments continuent d'agir en milieu légèrement acide (BIERRY et TERROINE). Quant à la lactase pancréatique, elle existe peut-être chez le nouveau-né, elle apparaît temporairement par l'emploi prolongé du régime lacté, mais manque ordinairement chez l'adulte.

c) *Lipase.* — Le suc pancréatique émulsionne et saponifie les graisses; il renferme donc une lipase, mais ce pouvoir stéatolytique est considérablement accru par la présence de la bile et surtout des sels biliaires. De faibles quantités de cholate, ou de tauro-cholate de soude, déterminent une saponification intense, saponification nécessaire, car les corps gras ne sont pas absorbés à l'état d'émulsion, mais sous forme de glycérine et d'acides gras libres ou combinés. Il ne semble pas, en conséquence, que la lipase pancréatique soit capable, sans l'intervention de la bile, d'assurer l'absorption totale des corps gras.

B. *Sécrétion interne.* — Elle est encore mal connue, étant seulement déduite de ce fait que les extraits totaux de pancréas produisent une action autre que celle du suc pancréatique, notamment en ce qui concerne le métabolisme des hydrates de carbone. Mais c'est sur le mécanisme de cette action que les idées s'opposent. Si l'on peut admettre que la déchéance des fonctions pancréatiques entraîne l'apparition d'un diabète grave et rapide, la raison de ce phénomène n'apparaît point clairement. Pour LÉPINE, le pancréas sécrète un ferment glycolytique agissant dans le foie ; tandis que CHAUVEAU et KAUFFMANN y trouvent un agent modérateur de la glycogénèse. D'après GLEY et LAFON, cette sécrétion interne transformerait le glucose en glycogène et le fixerait dans le foie. De plus, il semble qu'il y ait antagonisme entre les sécrétions internes du pancréas et des surrénales en ce qui concerne la mobilisation des sucres, et que, par ailleurs, le pancréas joue un certain rôle dans le développement de la tuberculose et du cancer.

II. — INDICATIONS THÉRAPEUTIQUES

a) *Pancréatites.* — Dans les pancréatites aigües, le processus est généralement trop brutal pour que l'opothérapie ait la possibilité d'intervenir efficacement ; cependant CARNOT a rapporté un cas de pancréatite catarrhale avec selles décolorées et graisseuses, fibres musculaires et noyaux cellulaires non digérés, dans lequel l'extrait pancréatique a amené une amélioration considérable de l'utilisation des aliments. Dans les pancréatites chroniques par sclérose, où la dyspepsie pancréatique tient la première place, l'opothérapie est d'un excellent usage parce qu'elle modifie très favorablement la digestion et la nutrition. Il en est de même dans la pancréatite avec lithiase biliaire et dans le cancer du pancréas avec obstruction du canal de Wirsung.

b) *Troubles intestinaux.* — Beaucoup de diarrhées sont imputables à l'insuffisance pancréatique; certaines, dues particulièrement à cette cause, sont donc grandement améliorées par l'opothérapie ; chez les nourrissons, à selles plus ou moins lientériques, cette médication donne aussi de bons effets (SIEGERT) et l'on voit le poids reprendre une courbe satisfaisante. Il faut rapprocher de cette médication l'intolérance parfois constatée pour le lait. Cette intolérance, on a tendance actuellement à la rapporter à l'anaphylaxie (WEILL), bien que l'administration de suc pancréatique fasse généralement disparaître ces accidents. NATHAN a cité dernièrement le cas d'un jeune garçon qui présentait des accidents anaphylactiques toutes les fois qu'il ingérait de l'albumine d'œuf ; l'opothérapie fit disparaître ces troubles. Beaucoup de cas de prétendue anaphylaxie alimentaire sont également guéris par le traitement pancréatique. Ajoutons que l'addition d'extrait pancréatique aux lavements alimentaires améliore en général sensiblement leur utilisation nutritive.

c) *Troubles diathésiques*. — Dans ce groupe doivent entrer un certain nombre d'affections d'origine polyglandulaire, en particulier celui de BRYOM BRAMWELL relatif à un jeune homme de 18 ans atteint d'infantilisme, qui fut grandement amélioré par l'opothérapie pancréatique, celui de CARNOT, concernant une obésité compliquée de diabète, également amélioré par la même médication, etc. Quant aux maigreurs accidentelles ou même constitutionnelles avec polyphagie, souvent causées par une mauvaise élaboration digestive due elle-même à l'insuffisance pancréatique, elles rentrent, la plupart du temps, dans la catégorie des dyspepsies pancréatiques et par conséquent se trouvent presque toujours bien du traitement opothérapique. Mais le trouble diathésique, qui semble le plus naturellement du ressort de cette opothérapie, est le diabète pancréatique.

d) *Diabète pancréatique*. — Nous savons que l'ablation du pancréas détermine un diabète grave et à évolution rapide, fait cliniquement constaté, chez l'homme, par LANCERAUX et LAPIERRE, puis par MINKOWSKI, HÉDON, THIROLOIX... etc. A la suite de longues recherches sur le diabète hépato-pancréatique, GILBERT et ses élèves sont arrivés à la conclusion suivante : « Vis-à-vis du diabète par hyperhépatie, on doit employer l'opothérapie pancréatique ; vis-à-vis du diabète par hypohépatie, on doit préférer l'opothérapie hépatique ». Or, cette médication antagoniste est essentiellement fondée sur l'action glyco-frénatrice de la sécrétion interne du pancréas. Dans ces derniers temps, de nouvelles recherches ont précisé ces indications. Le diabète pancréatique est caractérisé par un double syndrome : glycosurie abondante, avec ou sans acidose, mais ordinairement amaigrissement, insuffisance pancréatique manifestée par des selles grasses, butyriques, mal digérées. D. Loewi (de Vienne), combat l'hyper-glycémie et l'hyperglycosurie par l'extrait de pancréas, parce qu'il estime que la sécrétion interne de cet organe a une action inhibitrice sur le grand sympathique et par lui, sur la glycoformation, et Labbé voit de même s'atténuer les signes d'insuffisance pancréatique et par conséquent s'améliorer la nutrition et se relever le poids par l'adminis-tration pancréatique. Il semble, en somme, que le traite-ment pancréatique du diabète soit une affaire d'espèce, en ce qui concerne du moins les symptômes diabétiques pro-prement dits, car les symptômes digestifs, si fréquents dans cette maladie, sont souvent améliorés.

e) *Tuberculose.* — Jochmann et Butzner, se fon-dant sur le pouvoir protéolytique et bactériolytique de la trypsine, ont utilisé celle-ci avec un certain succès contre les ulcérations, les abcès, les kystes à grains riziformes d'origi-ne tuberculeuse, en injections locales et en pansements. Ils ont constaté aussi, que les tissus tuberculisés sont digérés par le ferment pancréatique, tandis que les tissus sains se défendent bien. Poncet et Leriche ont orienté ce traitement antituberculeux d'une autre manière. Constatant que beaucoup de diabétiques meurent de tuberculose, ils ont été amenés à penser que la tuberculose pancréatique est en réalité à l'origine de ce diabète, et que cette infection ne fait ensuite que reprendre sa place dans le processus morbide. En conséquence, ils recommandent de superposer, au traitement antituberculeux, l'opothérapie pancréatique qui procure parfois de bons résultats.

f) *Cancer.* — J. BEARD (d'Edimbourg), admettant que le cancer est dû au développement de cellules germinatives aberrantes et que la trypsine circulante est capable d'histolyser les tissus néoplasiques, a, le premier, préconisé contre cette redoutable affection, des injections de trypsine. Des résultats favorables ont été enregistrés, en effet, par SHAW, MACKINSIE, NORTON surtout. BAMBRIDGE (de New-York) y adjoint les injections d'amylopsine. Il semble qu'il y ait, en général, amélioration de la nutrition et parfois fonte partielle de la tumeur, surtout dans le sarcome. Toutefois, ces expériences, abandonnées bientôt parce que les injections étaient douloureuses et déterminaient parfois, soit l'ulcération des gros vaisseaux, soit la mise en circulation de poisons cancéreux qui aggravaient l'état cachectique, ont été, cette année même (1919) reprises par LOEPER, qui utilise les solutions aqueuses à 10 p. 100 de pancréatine, en injections intraveineuses, à la dose de 1 à 2 centigrammes, tous les jours ou tous les deux jours. Les résultats ont été à peu près nuls sauf dans le cancer de l'estomac, où LOEPER signale la disparition des vomissements et une augmentation de l'appétit et du poids. Si le néoplasme lui-même paraît peu touché, l'amélioration cependant est loin d'être négligeable.

VIII

OPOTHÉRAPIE HÉPATIQUE

HÉPATINE

(Glande totale du porc ou du veau desséchée et pulvérisée).

Indications Thérapeutiques :

Maladies du foie, Cirrhoses, Ictères, Cholécystites, Maladie de Banti, Troubles intestinaux, Anémie, Diabète sucré.

Pharmacologie et Posologie :

FORME SOLIDE

OPO-HEPATINE : 1 gr. = 4 gr. foie frais de porc.
En *cachets* de 0,25, 0,50 et 1 gr.; 2 à 4 par jour.
(*Boîtes* de 12 et 24 cachets.)

FORME LIQUIDE

EXO-HEPATINE : 10 gr. = 5 gr. foie frais de porc.
2 à 4 cuillerées à dessert par jour.
(*Flacon* de 150 cent. cubes.)

AMPOULES D'HEPATINE : 1 c.c. = 0,25 d'organe frais.

EXTRAITS ÉLÉMENTAIRES DU FOIE

1° BILE

Indications Thérapeutiques :

Angiocholites, Cholécystites, Constipation.

Posologie :

De 0 gr. 50 à 1 et 2 gr. par jour.

Formes Médicinales :

CACHETS. — Dosés à 0 gr. 10 et 0 gr. 20.

CHOLEITOIRES. — Suppositoires à base d'extrait biliaire glycériné (pour adultes et enfants).

2° CHOLESTÉRINE

Indications Thérapeutiques :

Lymphatisme, Tuberculose, Anémie, Antitoxique, Antianémique.

Formes Médicinales et Posologie :

LIPOCHOL

Complexus de Cholestérine pure et d'éthers cholestériques.
Succédané hyperactif de l'huile de foie de morue.

LIPOCHOL (*Pilules*). — A 0,20 centigr. de principe actif;
dose : 2 à 4 chez l'enfant; 6 et davantage chez l'adulte.

LIPOCHOL (*Emulsion*). — Par cuillères à dessert chez l'enfant;
par cuillères à bouche chez l'adulte. — 2 à 4 par jour.
(*Littérature,* voir *Cholestérine,* page 94.)

LIPOCHOL (*Ampoules*). — En solution huileuse à 0,05 de
cholestérine pure par ampoule.

GLYCOGÈNE

*(Principe immédiat extrait du foie frais
de la moule, ou de la chair musculaire du cheval.)*

Indications Thérapeutiques :

Diabète, Maladies fébriles, Tuberculose.

Posologie :

De 0,40 centigr. à 2 gr. par jour.

Formes Médicinales :

Cachets dosés à 0,10, en boîte de 12 et 24 cachets. — Dose :
de 4 à 8 par jour ou plus encore par repas, suivant
les cas.

Ampoules hypodermiques de 0,05 centigr. pour 1 cent. cube.
— Les doses ne dépassant pas 0,10 à 0,20 par jour.

I. — PHYSIOLOGIE

Le foie étant la plus grosse glande de l'organisme, il
est à prévoir que ses fonctions sont d'une grande importance. C'est ce que la physiologie démontre ; elle établit
en outre combien elles sont nombreuses et diverses : biligénèse, glycogénèse, urogénèse, fonction martiale, fonction
antitoxique, stéatolyse, etc., qui, toutes interviennent dans

l'équilibre de l'économie pour assumer en somme un rôle de régulation sur la composition du sang.

Issue, au cours du développement, de l'intestin grêle auquel elle reste liée par ses vaisseaux excréteurs, la glande hépatique est constituée par une masse de cellules semblables, denses, alvéolaires et granuleuses, dont chacune est en rapport avec un capillaire et avec un canalicule biliaire. Dans celui-ci se déversent les produits de la sécrétion externe du foie; se réunissant à ses voisins, il forme les canaux excréteurs de la bile, canal hépatique, canal cholédoque dont une dérivation constitue le canal cystique et la vésicule biliaire, où la bile s'accumule avant d'être excrétée, et qui aboutissent au duodénum. Quant aux capillaires, appartenant aux vaisseaux interposés du système porte, lequel reçoit le sang de l'appareil digestif, du pancréas et de la rate, ils apportent à la cellule hépatique les divers matériaux qu'il lui appartient d'élaborer, et transportent dans la circulation, par les veines sus-hépatiques, les sécrétions internes du foie. Nous avons ainsi à considérer séparément la nature et les propriétés des sécrétions externes et des sécrétions internes.

A. *Sécrétion externe : Bile.* — Les sécrétions externes sont représentées par la bile, liquide jaunâtre, verdissant à l'air par oxydation et en milieu acide, contenant 90 p. 100 d'eau, 0.7 de sels biliaires, 0,1 de pigments et autant de lipoïdes et de graisses et 0,5 de matière minérale, etc...

a) *Sels biliaires.* — Surtout glycocholate de soude, puis taurocholate en quantité moindre. En grande partie résorbés par l'intestin, sous forme de glycocolle et de taurine, ils sont toxiques et hémolytiques, abaissent fortement la pression vasculaire, ralentissent le pouls et la respiration et diminuent momentanément le rayonnement thermique (CHARRIN et CARNOT). Ces inconvénients sont d'ailleurs masqués par les propriétés des autres constituants biliaires. Néanmoins on utilise quelquefois en opothérapie la bile débarrassée de ses sels.

b) *Pigments biliaires.* — La bilirubine et son dérivé par oxydation, la biliverdine sont produits par la cellule hépatique elle-même, comme les sels biliaires, et paraissent dériver de l'hémoglobine du sang, car d'une part, l'hémolyse intense augmente leur quantité, et de l'autre, l'extirpation du foie les fait disparaître de la bile. Ils présentent un certain degré de toxicité et c'est à leur action que de BRUIN attribue la diminution de la tension sanguine.

c) *Cholestérine.* — La bile renferme une proportion importante de cholestérine, lipoïde sans phosphore qui se distingue des graisses en ce qu'il n'est pas saponifiable. Soluble dans les corps gras et en présence des sels alcalins, ce lipoïde reconnaît une origine en partie alimentaire, en partie tissulaire, et LIPCHITZ admet qu'il dérive par oxydation de l'acide oléique. Nullement toxique, la cholestérine possède au contraire de remarquables propriétés antitoxiques, antibactériennes et antihémolytiques, qui en font, comme on le verra plus loin, un des plus précieux agents opothérapiques. (*Voir page* 94.)

d) *Action générale de la bile.* — Nous avons vu que la bile est toxique par les sels et pigments biliaires qu'elle contient, qu'elle abaisse la pression vasculaire et peut paralyser le cœur (SORRENTINO), qu'elle agit sur la thermogénèse, qu'elle peut altérer certains tissus, ceux du rein, de la thyroïde, du foie lui-même et enfin, qu'elle provoque généralement l'hémolyse. Mais elle a d'autres propriétés qui viennent compenser ces inconvénients. C'est ainsi que, suivant sa teneur en cholestérine, elle peut déterminer, au lieu d'hémolyse, une accroissement de la résistance globulaire (VAQUEZ et RIBIERRE). En outre, elle est l'excitant physiologique du foie et le premier et le meilleur des cholagogues ; elle accroit non seulement la biligénèse, mais aussi la glycogénèse, la fonction antitoxique, etc. ; quoique putréfiable elle-même, elle est antiseptique et s'oppose, peut-être sous l'influence principale de l'acide taurocholique, aux fermentations putrides. Toutefois, en raison du décapage énergique qu'elle exerce sur la muqueuse intestinale, elle diminuerait, suivant de récentes recherches de BESREDKA, la résistance aux infections intestinales spécifiques comme la fièvre typhoïde et le choléra, parce que cette résistance a son siège principal dans la muqueuse elle-même. Enfin, elle agit sur la digestion intestinale et sur l'intestin lui-même, d'une part en émulsionnant les graisses et en activant énergiquement le suc pancréatique, d'autre part en nettoyant et décapant la muqueuse intestinale, en inhibant l'action de la mucinase intestinale, puis en empêchant par conséquent la coagulation du mucus, et en augmentant, comme l'ont montré HALLION et NEPPER, le péristaltisme intestinal, donc en s'opposant à la coprostase. D'ailleurs GILBERT et LEREBOULLET déduisent, de leurs expériences, que la bile, en injection, élève l'excitabilité musculaire et l'ampleur des contractions et stimule toutes les sécrétions glandulaires.

B. *Sécrétions internes. Extraits totaux.* — Dans les extraits hépatiques sont contenus, non seulement les ferments propres du foie, qui représentent plus particulièrement la sécrétion interne, mais aussi différentes substances qui sont ensuite déversées directement dans le sang et dont plusieurs ont des usages opothérapiques intéressants.

a) *Substances minérales.* — Parmi les substances minérales du parenchyme hépatique, il faut accorder une place spéciale au fer. Ce métal en effet s'accumule dans le foie, non seulement au terme de l'évolution embryonnaire, pour parer au déficit en fer de l'alimentation lactée exclusive, mais aussi chez la femme pendant la gestation, et chez tous les individus qui suivent un traitement martial. Dans le foie, le fer représente 2,8 p. 100 des cendres, soit 0,7 du poids total et revêt une forme encore mal définie, hydrates de fer, (LAPICQUE) albuminate de fer (SCHMIE-DEBERG) nucléine ferrugineuse (ZALESKI). Une partie au moins du fer hépatique, celle surtout qui vient des aliments, joue un rôle important dans l'hématopoïèse, d'où l'utilisation des extraits hépatiques dans certains syndromes anémiques. Néanmoins il est rare que l'on emploie, en opothérapie, le fer extrait du foie ; on lui substitue à ce point de vue, le plus habituellement, les peptonates de fer.

b) *Hydrates de carbone, glycogène.* — Le glycogène, ou amidon animal, est une amylose constituant la forme de réserve des sucres dans l'organisme. On le trouve surtout dans le foie (2 à 5 p. 100) et aussi dans les muscles (0,5 à 1 p. 100) et dans divers autres tissus, reins, rate, placenta, principalement quand ils sont en état de réaction défensive. C'est le plus grand générateur d'énergie animale, à la condition qu'il soit au préalable transformé en glucose, opération qui se fait sous l'influence du ferment amylolytique du foie, mais cette mobilisation des réserves hydrocarbonées est normalement sous la dépendance d'une auto-régulation, qui proportionne la quantité de glucose circulant aux besoins, et dans le jeu de laquelle interviennent probablement d'autres sécrétions endocrines. Il semble au surplus, que le glycogène soit engagé dans une combinaison albuminoïde, qui doit être disloquée avant que s'exerce l'action du ferment amylolytique. D'autres propriétés ont été reconnues également au glycogène, notamment une propriété antitoxique (mise en évidence par ROGER, LURCHI, DE NITTIS, TEISSIER), et même bactéricide. D'ailleurs BRAULT a montré que, dans le cancer, l'accumulation de glycogène augmente la résistance des cellules à l'invasion néoplasique, et ROHRIG que la nocivité du poison diminue ou augmente suivant que les cellules renferment beaucoup ou peu de glycogène. Enfin, d'une manière générale, le glycogène est une excitant fonctionnel tant des sécrétions hépatiques et pancréatiques que des échanges et c'est à cette propriété que LAUMONIER attribue le pouvoir sédatif et même curatif de cet agent dans certaines formes du diabète.

c) *Corps gras.* — Le foie renferme des graisses et des lipoïdes : cholestérine, lécithine, jécorine, Nous avons déjà parlé de la cholestérine ; nous parlerons plus loin de la lécithine (v. *opothérapie ovulaire*) ; quant à la jécorine, c'est une substance azotée et phosphorée, découverte par DRESCHEL, qui renfermerait un noyau lécithiné et un noyau hydrocarboné plus ou moins proche du glycogène. Les graisses enfin sont très abondantes, 4 p. 100 chez l'homme normal, et jusqu'à 8 et 10 chez certains animaux et en particulier la morue. Ce qui fait, au point de vue opothérapique, l'intérêt de ces huiles, c'est qu'elles dissolvent et entraînent les lipoïdes hépatiques : cholestérine, jécorine, lécithine. De là dérivent les intéressantes propriétés thérapeutiques des huiles de foie de morue. Celles-ci, par le procédé de préparation aujourd'hui employé, renferment en outre certaines diastases hépatiques, de l'acide morrhuique, qui excite l'appétit et la diurèse, et enfin des combinaisons organiques de phosphore, de l'iode, du brôme et du soufre. Si l'on ajoute à cela, le pouvoir plastique et dynamogénique des graisses elles-mêmes, on comprend l'action bienfaisante des huiles de foie dans les états de dépression nutritive liés aux infections, particulièrement dans le lymphatisme et la tuberculose torpide.

d) *Ferments.* — On admet l'existence, dans le foie, de plusieurs ferments :

Un ferment *protéolytique* qui attaque profondément les albumines (sauf celles du sérum et des muscles) et donne des acides animés avec seulement des traces d'albumoses et de peptones. Il agit de préférence en milieu acide. A côté de cette protéase, KOSSEL et DAKIN ont signalé une *arginase*, GOTTLIEB une *créatase* et une *créatinase.*

Des ferments *nucléinolytiques*, nucléase, adénase, xanthinoxydase, uricase, etc... déterminant, par leur action successive le dédoublement des nucléoprotéides en amino-purines, puis en oxypurines et acide thymique, finalement en divers produits dont le plus important est l'urée. C'est donc dans le foie qu'achèvent de s'oxyder les substances albuminoïdes.

Un ferment *lipolytique*, qui dédouble les graisses, mais seulement celles du tissu hépatique (RAMOND).

Un ferment des *éthers* qui, comme le précédent, est activé par des sels biliaires.

Un ferment *amylolytique*, découvert par Claude BERNARD mais dont l'existence n'a pas été admise sans discussion. Cependant la présence du maltose, dans les expériences de DASTRE, laisse supposer que ce ferment est double et affecte les propriétés de l'amylase et de la maltase.

Enfin divers ferments oxydo-réducteurs. Toutefois ceux-ci, comme le ferment glycolytique de STOKLASA et comme le ferment des éthers, n'ont été mis·en évidence que par l'autolyse du foie, de telle sorte que divers auteurs, et notamment PORTIER et BATTELLI, attribuent leur présence à l'intervention de microorganismes quand l'autolyse n'est pas rigoureusement aseptique, manière de voir que l'on ne peut cependant pas entièrement accepter en raison des propriétés physiologiques connues de la glande hépatique. '

e) *Propriétés générales des extraits totaux.* — Les extraits de foie sont des coagulants énergiques du sang d'après GILBERT et CARNOT. MAIRET et VIRES, puis DASTRE ont montré que ce pouvoir est détruit par le chauffage au-dessus de 60° c. Par conséquent, si on veut utiliser l'extrait hépatique en injections, il faut avoir soin de détruire au préalable par la chaleur son pouvoir coagulant.

L'action sur la pression vasculaire est contradictoire. Chez les sujets sains, l'extrait hépatique en injection provoque une chute notable de la pression vasculaire (LIVON, PARISOT) ; chez les hépatiques, il détermine, au contraire, une augmentation de pression (SPILLMANN et DEMANGE).

L'action sur les sucres paraît complexe. Dans le diabète expérimental, l'extrait hépatique diminue le taux d'élimination du glucose, voilà le fait. Est-ce en favorisant l'utilisation intratissulaire du glucose, est-ce en augmentant la fixation du sucre en glycogène? C'est ce qu'on ne sait pas exactement. Toutefois cette action comporte, par quelque mécanisme qu'elle s'exerce, d'intéressantes applications dans le diabète.

Il en est de même de l'action sur l'uropoièse : suivant GILBERT et CARNOT, MAIRET et VIRES, l'extrait hépatique augmente sensiblement l'élimination de l'urée avec une alimentation invariable, tandis que l'acide urique est tantôt augmenté, tantôt diminué. Ce sont ces constatations qui ont incité à employer ces extraits dans les affections goutteuses et arthritiques.

Il n'est pas besoin enfin d'insister sur le pouvoir antitoxique des extraits du foie, ce pouvoir semblant dû, en grande partie, à la cholestérine, au glycogène, etc., qu'ils renferment en quantité très notable.

II. — INDICATIONS THÉRAPEUTIQUES
DE L'EXTRAIT HÉPATIQUE TOTAL

Il y a à considérer d'abord les indications qui répondent à des troubles des fonctions hépatiques. Mais, en plus de ces indications essentielles, certaines maladies, locales ou générales, se trouvent, par les propriétés des constituants du foie, du ressort de l'opothérapie hépatique.

A. *Maladies du foie.* — On doit distinguer ici les cas d'insuffisance (hypohépatie), ou même de déficience (anhépatie), des cas de surfonctionnement (hyperhépatie). Ces derniers ne sont pas, sauf exception (diabète), du domaine de l'opothérapie hépatique, encore que parfois celle-ci soit capable d'exercer une action modératrice et équilibrante, qui autorise à en faire l'essai, comme dans la cholémie. Les premiers, au contraire, s'attestent par les résultats obtenus sous sa dépendance.

a) *Cirrhoses.* — Les cirrhoses, alcooliques ou non, syphilitiques, etc., se trouvent bien de l'usage du foie frais et cru (100 gr. *pro die*), et surtout des extraits totaux. On observe l'augmentation considérable de la diurèse et par conséquent la disparition progressive de l'ascite, le relèvement du taux de l'azoturie, la cessation des hémorragies et des troubles délirants. GILBERT et CARNOT, HIRTZ, SPILLMANN et DEMANGE, GALLIARD, PERRIN, SCHOULL, etc., ont rapporté des cas de guérison définitive, alors même que l'organe semblait profondément atteint. « Il semble y avoir des cas, dit P. CARNOT, où l'opothérapie hépatique a agi contre toute prévision ».

b) *Dans la maladie de Banti,* dans le foie cardiaque, on observe quelquefois, une augmentation de la diurèse et de l'urée excrétée, la disparition de l'ascite et des œdèmes, etc.

B. *Anémie et états hémorragipares.* — Les propriétés anti-hémolytiques de la cholestérine, l'action coagulante de l'extrait hépatique recommandent ces agents dans les ictères hémolytiques, les maladies hémorragipares, le purpura, le scorbut, l'hémophilie, et naturellement les hémorragies des cirrhotiques. GILBERT et CARNOT ont, en effet, obtenu de cette médication de très bons résultats, qu'on utilise, soit les préparations de cholestérine, soit la bile, soit les extraits hépatiques, car le rôle du foie dans la diurèse dite hémorragique est aujourd'hui hors de conteste. L'opothérapie hépatique a été également appliquée avec succès aux hémorragies des tuberculeux, par Gilbert et Carnot, Berthé, Mulette, etc... Enfin, le fer hépatique, sous forme d'albuminate de fer, a été quelquefois employé contre le syndrome anémique banal et la chlorose et il a procuré de bonnes améliorations. Erber, Klemperer dans l'anémie pernicieuse, Iscovesco dans la chlorose, se sont bien trouvés de la cholestérine seule, qui élève notablement le nombre des hématies.

C. *Diabète sucré.* — Cette indication découle du rôle essentiel dévolu au foie dans la fixation et la mobilisation des sucres. Dans le diabète par hyperhépatie, c'est cette dernière qui s'exagère par hyperfonctionnement du foie et dès lors l'opothérapie pancréatique est plus rationnelle que l'opothérapie hépatique, comme l'ont montré Gilbert et ses élèves, au contraire, quand il y a défaut de fixation et par conséquent hypofonctionnement du foie, hypohépatie, l'opothérapie hépatique amène une amélioration rapide et souvent la guérison ; la glycosurie disparait, le taux de l'urée se relève et l'état général redevient très satisfaisant. Dans le diabète alimentaire, intermittent, dans le diabète floride des arthritiques, surtout dans le diabète albuminurique et compliqué d'infections surajoutées, Laumonier donne la préférence au glycogène, qui est un excitant de la fonction glycogénique et antitoxique. Les résultats de cet auteur, d'ailleurs confirmés par Blottière, Hirtz et Lebon, sont parfois très remarquables.

D. *Goutte.* — Les troubles hépatiques si fréquents

dans la goutte et l'arthritisme en général d'une part et de l'autre, l'action des ferments du foie sur le métabolisme des purines et de l'acide urique, ont incité à faire usage de l'opothérapie, associée à la méthode alcaline, dans l'intervalle des manifestations douteuses aiguës pour en prévenir le retour. Peu d'essais ont encore été tentés dans cette voie que CARNOT recommande cependant de suivre·

E. *Tuberculose.* — Comme on l'a vu ci-dessus, l'opothérapie hépatique est utilisée depuis longtemps contre les tuberculoses torpides et la scrofule sous la forme d'huile de foie de morue. Les résultats obtenus ont été assez constants et marqués pour que cette médication continue à être employée couramment, qu'on use d'huile de foie de morue additionnée ou non d'iode, ou des principes de cette huile· Toutefois on a actuellement tendance à substituer à ces préparations, l'extrait hépatique total, comme l'a fait TRIBOULET avec un certain succès contre la tuberculose elle-même, et GILBERT et CARNOT contre les hémoptysies des tuberculeux. LEMOINE et GÉRARD tablant sur les propriétés spéciales des lipoïdes hépatiques, en particulier de la cholestérine, ont préconisé l'emploi d'un extrait éthéré de foie d'oie, qui, chez les tuberculeux au premier et au second degré, augmente l'appétit et le poids, régularise les digestions, diminue les sueurs, la toux, l'expectoration, et ramène la température à la normale, avec modification favorable des signes pulmonaires. Même dans les formes aigües hyperthermiques, VANDEPUTH aurait obtenu, par cette médication, des résultats fort intéressants. Ajoutons que de NITTIS, HIRTZ et FREY ont constaté, à la suite de l'emploi du glycogène chez les tuberculeux, des améliorations identiques, équilibre des échanges, accroissement du poids et des forces, diminution des bacilles, des crachats, etc...

F. *Cancer*. — Von LEYDEN et BERGELL, STICKER, ayant découvert que les substances cytolytiques normales du foie manquent chez les animaux cancéreux, ont pensé que l'administration de suc de foie riche en cytolysines et en protéases, peut amener la destruction des tissus cancéreux. L'expérience a prouvé, comme dans les recherches de BEARD, le bien fondé de cette opinion, mais la dissolution des néoplasmes est accompagnée de phénomènes d'intoxication si graves que ces essais n'ont pas paru pouvoir être faits d'une manière pratique chez l'homme. En revanche, le glycogène, employé, d'après les idées de BRAULT, en raison de l'augmentation de résistance qu'il semble procurer contre l'extension cancéreuse, a donné chez quelques malades une certaine amélioration, mais les résultats manquent encore de netteté.

G. *Affections diverses*. — L'extrait hépatique a été utilisé avec succès dans l'eczéma et le vitiligo par GILBERT et CARNOT, dans l'héméralopie par RONÉOGLIOLA, FABRY, BYLSON, ROMARY (en faisant ingérer du foie de mouton cru) ; la bile et les extraits biliaires, dans les conjonctivites et les ulcères cancéreux par GABRIÉTIDES et surtout MORAX (instillations de bile), dans la tachycardie des tuberculeux et le goitre exophtalmique, par REVILLET ; la cholestérine pure dans le tétanos par ALMAGIA et MENDIÉ ; enfin le glycogène, dans la scarlatine, la fièvre typhoïde et la grippe par DE NITTIS, dans les accidents du tabagisme et du morphinisme par RONG, LUSCHE et TEISSIER, et dans deux cas consécutifs à l'analgésie chloroformique par BATTIER et SOULIER, etc.

Récemment, à la Société de Chirurgie de Paris, il a été
établi que le glycogène, et d'une manière générale les
hydrates de carbone, constituent, avant l'intervention, les
meilleurs préservatifs contre les accidents de la narcose
chloroformique ou éthérique.

III. INDICATIONS THERAPEUTIQUES
DE LA BILE

A. *Ictères.* — Dans les ictères d'origine hépatique,
dans l'ictère catarrhal notamment, c'est à l'opothérapie
biliaire qu'il faut plutôt s'adresser, les propriétés chola-
logues de la bile pouvant provoquer un flux biliaire qui
force l'obstacle. Pour les mêmes raisons, cette médication
est parfois utile dans la lithiase biliaire (GAUTIER). PLAN-
TIER a tiré de bons effets de l'opothérapie en associant dans
la lithiase biliaire les préparations de bile et de foie total.

B. *Angiocholites et cholécystites.* — Ici aussi, c'est à
l'action cholagogue de la bile qu'on doit faire appel pour
provoquer la chasse biliaire, au début surtout, car, ultérieurement, quand les lésions sont définitivement constituées,
l'effet opothérapique devient beaucoup moindre.

C. *Troubles intestinaux.* — Beaucoup de troubles
digestifs, les fermentations anormales et les putréfactions
intestinales, les colites et particulièrement la colite muco-
membraneuse, sont améliorés et guéris par l'opothérapie
biliaire. Toutefois, dans cette dernière affection et dans
les troubles caractérisés spécialement par une élaboration
insuffisante des corps gras, il est bon d'associer l'extrait
total à la bile.

La curieuse propriété excito-motrice de la bile sur

la fibre lisse intestinale a été, dès longtemps, mise à profit pour combattre la constipation. On l'a employée dans ce but par voie buccale, d'abord sous forme de pilules, cap-sules ou dragées, associée le plus souvent à des substances laxatives animales ou végétales. Mais les résultats de ce traitement n'ont pas donné ce qu'on en attendait, ce qui s'explique si l'on songe que l'extrait biliaire actif est résorbé dans l'intestin grêle au cours du phénomène de l'assimilation ; il n'arrive donc pas jusqu'au gros intestin où les matières excrémentielles continuent à stagner, faute de l'excitant nécessaire à provoquer le péristaltisme qui doit déterminer leur expulsion.

On a songé aussi à utiliser la bile en lavements ; les effets furent plus satisfaisants que ceux obtenus par voie buccale ; mais le lavement a toujours l'inconvénient de distendre l'intestin et d'en émousser graduellement la sensibilité et la contractilité normales, de sorte qu'il ne peut constituer qu'un moyen d'exception.

Aussi la forme la plus heureuse d'administration de la bile pour lutter contre la coprostase est-elle certainement le suppositoire à base d'extrait biliaire dont l'excipient est la glycérine solidifiée ; il n'a aucun des inconvénients signalés à propos des pilules ou des lavements : pas d'inconstance dans ses effets ni de fatigue supplémentaire imposée à la muqueuse intestinale.

CHOLESTÉRINE

LIPOCHOL
Association de cholestérine pure et d'éthers cholestériques.

Indications Thérapeutiques :

Tuberculose, Lymphatisme, Scrofule, Anémies, Chlorose, Scorbut, Diathèses hémorragiques, Intoxications.

Posologie :

Elle doit être administrée à hautes doses, de 0 gr. 50 à 2 grammes par jour.

Formes Médicinales :

LIPOCHOL (*Emulsion*). — 2 à 4 cuillerées à dessert pour les enfants ; 2 à 4 cuillerées à bouche pour les adultes.

LIPOCHOL (*Pilules*). — 5-10 par jour (adultes) ; 0,20 par pilule.

LIPOCHOL (*Ampoules*). — Dosées à 0,05 de cholestérine pure par ampoule.

On sait que tout un groupe de lipoïdes possède la propriété de neutraliser différents agents toxiques biologiques ; ce sont des antitoxines ou antihémolysines, ou même des substances bactéricides, et, parmi ceux-ci, la cholestérine est certainement l'un des plus intéressants (Iscovesco).

Préparation. — On la retire surtout du cerveau ou des calculs biliaires, encore qu'elle soit très répandue dans tout l'organisme, puisqu'elle se retrouve dans le sang, dans les dépôts graisseux de l'organisme et dans toutes les glandes.

Ses propriétés antitoxiques. — On sait, depuis les travaux de Wassermann et Takaki, que le cerveau contient des lipoïdes capables de se combiner et de neutraliser la tétanolysine. Les recherches de Dette et Seyler, de Cernovodeanu et Victor Henri ont montré que l'antitétanolysine était un lipoïde.

Takaki a montré plus récemment que la poudre de cerveau desséché laisse passer dans l'alcool une substance capable de fixer le poison tétanique, et qu'après cette extraction le résidu cérébral perd toute activité à ce point de vue.

Bang et Forssmann, Dautwitz et Landsteiner, Iscovesco ont prouvé qu'il existait dans les stromas globulaires des lipoïdes puissamment antihémolytiques, non seulement en ce qui concerne les globules rouges frais du même animal quand ils sont mis en contact avec un sérum hémolytique quelconque, mais aussi pour les globules rouges des provenances les plus diverses. On comprend d'ailleurs aisément cette non-spécificité, car l'antihémolysine agit sur les sérums hémolytiques en neutralisant l'hémolysine qu'ils contiennent. Ainsi l'antihémolysine du globule de cheval neutralise l'hémolysine normale du sérum de chien. Toutes ces recherches ont été reprises et confirmées récemment par Meyerstein.

Le même lipoïde est capable de neutraliser les agents hémolytiques les plus divers tels que la saponine, le ricin et surtout les savons tels que l'oléate de soude (Iscovesco, Foucaud et Meyerstein).

Vincent a montré que le pouvoir antitétanique qu'il avait précédemment établi, appartenait surtout aux savons biliaires et à la cholestérine.

Iscovesco a fait des recherches sur le pouvoir antihémolytique de la cholestérine. Il avait montré jadis que le sérum sanguin de certains brightiques pouvait être hémolytique pour les globules rouges humains et est arrivé à prouver, fait général, que l'action des sérums hémolytiques est considérablement atténuée et même pour certaines doses complètement annihilée par la cholestérine.

KYES et SACHS ont montré que la cholestérine avait le pouvoir de neutraliser l'action du toxolécithide du cobra et, de plus, qu'un certain rapport minimum entre la quantité de cholestérine et celle de toxolécithide à neutraliser était indispensable.

MINZ a repris la question tout récemment et ses expériences l'ont conduit à admettre que la cholestérine qui fixe l'hémotoxine est incapable de fixer la neurotoxine du venin de cobra, contrairement à ce qu'avait vu PHISALIX. Il a montré que l'on obtenait les mêmes résultats avec le venin de vipères. La cholestérine serait donc un anticorps de la partie neurotoxique du venin de serpents.

Mais le rôle physiologique de ce lipoïde a surtout été mis en lumière en ces derniers temps, grâce à une série de travaux remarquables du professeur CHAUFFARD et de ses élèves.

CHAUFFARD, GUY LAROCHE ont d'abord mis en évidence ce fait, que le sérum des cholémiques contient une proportion très augmentée de cholestérine, puis avec GRIGAUT, ils ont montré que l'hypercholestérinémie fait défaut dans les ictères congénitaux ou acquis, tandis qu'elle est habituelle chez les cholémiques ictériques non lithiasiques, et qu'elle est à peu près constante et très prononcée chez les lithiasiques, et aussi que le taux de la cholestérinémie diminue ou revient à la normale quand l'ictère par rétention disparaît par voie médicale ou opératoire.

Les mêmes auteurs ont ensuite démontré le rôle capital joué par la cholestérine dans les actes de défense de l'organisme. En étudiant les quantités de cholestérine, ils ont trouvé chez 10 typhiques que le taux de la cholestérine est faible et le plus souvent inférieur à la normale pendant le premier septénaire, puis que la quantité croît progressivement jusqu'à atteindre un maximum qui se produit au moment de la défervescence et dans les huit jours qui suivent.

Les auteurs concluent de leurs travaux que : étant donné que l'hypercholestérinémie typhique apparaît au déclin de la maladie et avant la reprise alimentaire, au moment où les sujets maigrissent et perdent du poids, il paraît légitime d'admettre que l'augmentation de la cholestérine dans le sang est peut-être en partie subordonnée à l'état d'autophagie albuminoïde et adipeuse qui accompagne la fin de la période infectieuse et signale le début de la convalescence. Mais d'autre part, l'hypercholestérinémie du début de la maladie, du début des rechutes, du début des perforations et l'hypercholestérinémie de la fin de la maladie, semblent bien réactions, la première d'état infectieux aigu, la seconde d'immunisation progressive, et peuvent s'expliquer par un rôle antitoxique de la cholestérine au cours de la fièvre typhoïde. La pathogénie de l'hypercholestérinémie typhique pourrait donc être considérée comme double et relevant en proportions qu'il est difficile de préciser de l'autophagie du sujet et probablement surtout de son immunisation acquise.

CHAUFFARD, GUY LAROCHE et GRIGAUT, poursuivant leurs belles recherches, ont montré que lorsqu'une néphrite se complique de grande rétention azotée, le chiffre de la cholestérine du sang tend à baisser comme s'il y avait un rapport inverse entre les taux de la cholestérinémie et de l'azotémie. Ils pensent que dans ces cas comme chez les typhiques, il s'agit d'un processus de réaction antitoxique.

CHAUFFARD, RICHET fils et GRIGAUT mirent également en évidence ce fait que chez les tuberculeux fébriles, le taux de la cholestérinémie était constamment abaissé et cela d'autant plus que l'état général était plus mauvais ou la fièvre plus élevée. L'hypocholestérinémie a donc la valeur d'un élément de pronostic chez les tuberculeux ; elle accompagne les poussées évolutives de l'infection, s'aggrave avec leurs progrès, disparaît avec leurs rémissions.

Il résulte donc, d'une façon très nette, de l'ensemble de ces travaux que la cholestérine joue un rôle des plus importants dans les actes de défense de l'organisme et que son taux augmente avec la réaction d'immunisation active, c'est-à-dire chaque fois que l'organisme essaye de se défendre.

Applications thérapeutiques. — ISCOVESCO (*C. r. Soc. de Biol.*, 1908, p. 548) a administré dans un grand nombre de cas la cholestérine.

Le premier était celui d'une jeune femme atteinte depuis deux ans de crises successives de purpura rhumatoïde avec troubles gastro-intestinaux, dépression nerveuse, tendance aux hémorragies, pétéchies, crises rhumatoïdes, etc.

La malade avait 3.300.000 globules rouges, sans formes anormales et avec formule leucocytaire normale. Mais aucun traitement n'améliorait son état ; il lui a donné, pendant un mois et demi 1 gr. 50 de cholestérine par jour, et le résultat a été tel (aucun autre médicament n'ayant été administré en même temps) que, si le cas était plus ancien, il n'hésiterait pas à parler de guérison (globules 4.100.000).

Il a administré ensuite la cholestérine dans 4 cas de chlorose rebelle aux ferrugineux, au repos et autres moyens usuels, et a obtenu très rapidement une amélioration très

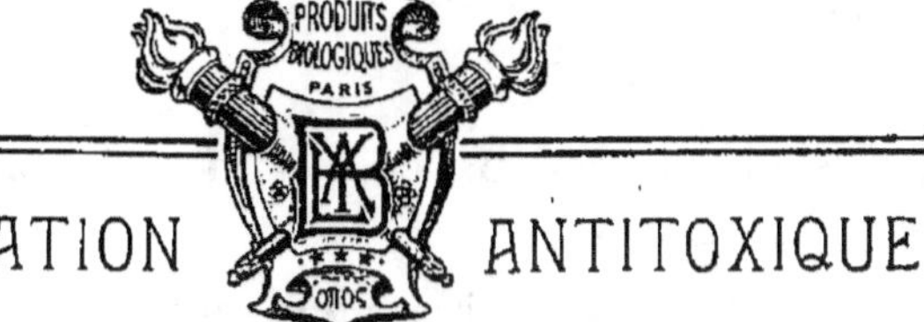

considérable dans deux cas, et la guérison dans les deux autres cas.

Dans 8 cas de tuberculose pulmonaire, l'état général a été considérablement amélioré, l'anémie a considérablement diminué sans que la lésion elle-même eût présenté un changement important. D'une manière générale, on constate, dit-il, les faits suivants : changement total et rapide du facies du malade, disparition de la pâleur, retour des forces, un sentiment de bien-être, de l'augmentation de l'appétit et du poids.

Il a donné aussi la cholestérine à des enfants lymphatiques, avec des adénopathies diverses ou des tuberculoses locales, et il a observé des améliorations rapides dans tous les cas.

La cholestérine a été administrée par lui au début sous forme d'émulsion, assez difficile à préparer d'ailleurs. Il a essayé ensuite de l'administrer aussi sous forme pilulaire.

Il est nécessaire, dit-il, et c'est là une condition indispensable, que les doses journalières soient assez importantes : il faut en donner à un adulte 1 à 2 grammes par jour; la substance est admirablement tolérée et digérée.

Il la croit indiquée dans tous les cas de déglobulisation et *partout où nous sommes habitués à prescrire l'huile de foie de morue.*

Elle sera donc utilisée dans tous les cas de lymphatisme et de scrofule, dans les anémies et la chlorose (CARNOT), dans toutes les déglobulisations et les diathèses hémorragiques (MAYER), etc.

IX

OPOTHÉRAPIE RÉNALE

RÉNINE

*(Organe total du porc desséché dans le vide à basse
température et pulvérisé.)*

Indications Thérapeutiques :

Urémie et Intoxication urémique, Néphrites aiguës et chroniques.

Pharmacologie et Posologie :

FORME SOLIDE

OPO-RÉNINE : 1 gr. = 6 gr. rognons frais de porc.
En *cachets* de 0,25, 0,50 et 1 gr.; 2 à 4 par jour.
(*Boîtes* de 12 et 24 cachets.)

FORME LIQUIDE

EXO-RÉNINE : 10 gr. = 5 gr. rognon de porc.
2 à 4 cuillerées à dessert par jour.
(*Flacon* de 150 cent. cubes.)
AMPOULES DE RÉNINE : 1 c.c. = 0,25 d'organe frais.

I. PHYSIOLOGIE

Le rein a une fonction éliminatrice essentielle dont le résultat est l'urine, mais la filtration sanguine ainsi accomplie n'est pas uniquement sous la dépendance de la pression et la vitesse de courant du sang. Sauf en ce qui concerne l'eau et les sels diffusibles, l'activité propre des éléments cellulaires, notamment de ceux du tube contourné, de l'anse ascendante de HENLE et des tubes intermédiaires de SWEIGER-SEIDEL, joue un rôle important, soit de résorption, par l'épithélium canaliculaire, vers les lymphatiques et les capillaires des tubuli, soit de sécrétion élective, par exemple pour les produits puriques (COURMONT et ANDRÉ, HEIDENHAIN). De plus, les cellules rénales exercent des actions chimiques, synthétiques ou réductrices. C'est que BUNGE et SCHMIEDEBERG ont montré que le rein peut faire de l'acide hippurique en partant de l'acide benzoïque et du glycocolle, tandis que GILBERT et HERSCHER pensent que les reins contribuent à la réduction de la bilirubine en urobiline. LEVENE enfin a admis que la glande rénale intervient dans la glucosurie phloridzique en fabriquant du glucose au dépens des protéïdes. De ces faits, il faut conclure à une sécrétion interne du tissu rénal, déjà soutenue par BROWN-SEQUARD, mais que de nouvelles recherches expérimentales et certaines observations cliniques ont permis d'établir.

Malheureusement, nous sommes encore mal renseignés sur les principes actifs de cette sécrétion, que nous connaissons seulement par les propriétés des extraits rénaux.

Comme tous les extraits, la *rénine* est un excitant des fonctions de la glande dont elle provient, ainsi que l'a prouvé LÉVIS, à la condition qu'une partie du parenchyme rénal soit demeuré sain. Aussi les expériences de BROWN-SEQUARD et de VITZOU, qui tendaient à démontrer que le suc rénal prolonge sensiblement la vie des animaux privés de reins, ont-elles été justement critiquées par CASTAIGNE et RATHERY. Néanmoins, chez les animaux dont les uretères ont été liés, ou chez les malades ayant de l'anurie (calculeuse par exemple) et chez lesquels, par conséquent, la sécrétion interne persiste, le suc rénal détermine soit une réelle survie dans le premier cas, soit un soulagement appréciable, dans le second. Il faut remarquer d'ailleurs que, pour la raison ci-dessus dite, la survie est toujours plus longue quand le rein subsiste malgré l'anurie que lorsqu'il a été enlevé.

Une question importante est celle de la toxicité de l'extrait rénal. Ici, il importe de distinguer. CASTAIGNE et RATHERY, ALBARRAN et LÉON BERNARD ont montré que l'émulsion et le suc de rein sont, même à faible dose, toxiques en injections pour le cobaye. Mais cette action n'est pas spéciale au parenchyme rénal et tout extrait d'organe, injecté à un animal, même de la même espèce, produit des effets comparables. D'un autre côté, CARLES et MICHEL, en faisant ingérer à des cobayes des macérations de rein de cobaye ont déterminé l'apparition d'une néphrite épithéliale. Mais ARQUEMBOURG a objecté avec raison, que l'administration au cobaye et en général aux animaux herbivores, de viande de cheval ou d'extrait d'organes entraîne les mêmes accidents. Par conséquent, si, en injectant à un animal l'extrait de rein d'un autre animal, on détermine, chez le premier, l'apparition de substances lytiques (nephrotoxines) pour les cellules rénales du second, ce phénomène, qui est une réaction banale à l'introduction d'antigènes dans l'économie, n'est guère à redouter en opothérapie, d'abord parce qu'on injecte rarement l'extrait rénal, et, en second lieu, parce qu'on a cessé de recourir aux doses massives, capables en effet d'altérer, comme tous les autres extraits actifs, non seulement le tissu rénal, mais aussi la glande hépatique (PETIT et N. FIESSINGER), le placenta, etc.

L'extrait rénal agit sur la pression artérielle, qu'il augmente (BERGMANN, PARISOT) mais beaucoup moins que l'extrait surrénal (CROSMARU). D'ailleurs ABELOUS et BARBIER ont découvert, dans l'urine, une substance hypertensive, en relation probable avec la sécrétion hypertensive du rein. A côté de celle-ci existent encore certains corps inconnus qui accroissent fortement la diurèse (CHARRIER, ARQUEMBOURG) même chez les sujets normaux, l'élimination des chlorures (CHARRIER), le taux de l'urée (LONG), et parfois entraînent une diminution sensible de l'albumine (PAGE et DARDELIN). Toutefois ces diverses actions ne sont pas absolument constantes, ce qui tient peut-être en partie à l'état du rein, car un rein qui n'a plus un pouvoir de réaction suffisant cesse naturellement d'être sensible à l'opothérapie.

Le pouvoir antitoxique de l'extrait rénal a été admis par R. DUBOIS, qui suppose l'existence d'une substance capable de détruire, à leur passage dans le rein, certains déchets toxiques de l'économie. BLANC va plus loin et pense que cette antitoxine agit aussi sur toutes les cellules du corps.

Enfin BATTESTI et BARRAGA ont constaté l'existence dans les extraits de rein, en outre des ferments mentionnés plus haut, d'amylase, de caséase, de lipase (LŒPER) ; l'existence d'un ferment protéolytique, agissant en milieu acide pour hydrolyser les polypeptides est plus que douteuse.

II. INDICATIONS THÉRAPEUTIQUES

L'action de l'extrait rénal sur la diurèse, l'élimination de l'urée, des chlorures, de l'albumine, des toxines, la stimulation fonctionnelle et, partant, la régénération de l'organe a, pour conséquence, diverses indications dont les principales sont :

A. *L'urémie et l'intoxication urémique.* — DIEULA-

FOY, CAPITAN, RENAUT, BIZZOLO, TESSIER, etc.,
ont rapporté plusieurs cas tout à fait probants concernant
des accidents urémiques avec dyspnée intense, œdème aigu
du poumon, respiration de CHEYNE-STOKES, parfois délire ou état comateux, qui tous ont été améliorés par le
suc rénal. Le phénomène le plus frappant fut l'établissement d'une diurèse abondante, entraînant la disparition
des œdèmes, la diminution de l'albuminurie, l'atténuation
puis la cessation des phénomènes toxiques. On a vu enfin
le coma céder très rapidement à une ou deux injections de
suc rénal. THÉVENOT recommande d'ailleurs d'user de
cette médication, non seulement dans les accidents aigus
d'urémie de la néphrite infectieuse ou de la néphrite chronique, mais encore dans les accidents convulsifs de l'é-
clampsie puerpérale et dans les manifestations violentes
gastro-intestinales, cardio-vasculaires, pulmonaires, et
cérébrales des infections, même quand il n'y a pas de
néphrite.

B. *Néphrites aiguës.* — Les résultats de l'opothérapie
rénale sont surtout remarquables dans les néphrites aiguës
et infectieuses, parce que l'action stimulante de l'extrait
vient favoriser la tendance naturelle de l'organe à réagir
défensivement. CONCETTI, SPOLVÉRINI, OBELENSKI,
TAMELLA ont aussi constaté, au bout de quelques jours
à peine de traitement, une augmentation considérable de
la diurèse, de l'élimination des chlorures et de l'urée et
un relèvement de la tension vasculaire. D'après ARQUEM-
BOURG, les cylindres et les hématies disparaissent de l'u-
rine, l'albumine diminue d'abord puis disparaît à son
tour. Tous ces phénomènes se produisent plus vite avec le
traitement opothérapique que dans les guérisons sponta-

nées. Il est à noter cependant que le traitement doit être
continué un temps suffisant, car, s'il est interrompu trop
tôt, les accidents ont tendance à reprendre.

C. *Néphrites chroniques.* — Les résultats sont ici
moins bons, mais encore très appréciables, ainsi qu'en
témoignent les cas de néphrites goutteuse et saturine de
RENAULT, ceux de néphrite tuberculeuse de VIALARD,
ceux de PAGE et DARDELIN, de MICHEL, d'AZEMA et
SERRE. En revanche, CASTAIGNE, ARQUEMBOURG n'en
ont pas tiré de bénéfices appréciables et SURMONT pense
même qu'elle peut aggraver l'état du malade. Ordinairement, sous l'influence de l'extrait ou du suc rénal, on constate une action stimulante et diurétique et la cessation des
menaces de tout accident aigu grave. Mais l'opothérapie
ne semble constituer qu'un palliatif, n'arrêtant que momentanément les processus de sclérose. Tant que dure la
médication, l'amélioration persiste, elle cesse généralement
dès qu'on interrompt le traitement. Rappelons pourtant
l'observation de LAUMONNIER, relative à une néphrite
calculeuse, qui datait de 5 ans et qui guérit, sans
opération, par l'administration prolongée de reins de porc
crus.

En résumé, quand il s'agit de troubles fonctionnels,
l'opothérapie rénale donne des résultats parfois extrêmement remarquables, mais quand l'organe est anatomiquement déchu, il y a beaucoup moins à espérer. Et cependant, même dans ce dernier cas, on a obtenu, en plusieurs
circonstances, des succès inattendus, ce qui prouve qu'il y
a intérêt à essayer systématiquement dans les néphrites
cette médication, quitte à l'abandonner si les symptômes
ont une tendance à s'aggraver.

X

OPOTHÉRAPIE SURRÉNALE

SURRÉNINE

(Extrait total des capsules surrénales préparé dans le vide et pulvérisé.)

Indications Thérapeutiques :

Insuffisances surrénales, Surrénalite aiguë et chronique. Adynamies graves, Collapsus, Maladie d'Addison.

Pharmacologie et Posologie :

FORME SOLIDE

OPO-SURRENINE : 1 gr. = 5 gr. surrénale fraîche de bœuf. En *cachets* de 0,10 et 0,25; 2 à 4 par jour. (*Boîtes* de 12 et 24 cachets.)

FORME LIQUIDE

EXO-SURRENINE : 10 gr. = 4 gr. surrénale fraîche de bœuf. 1 à 2 cuillerées à café par jour. (*Flacon* de 75 cent. cubes.)

AMPOULES DE SURRENINE : 1 c.c. = 0,25 d'organe frais.

I. PHYSIOLOGIE

Au-dessus de chaque rein existe une petite glande, désignée à cause de sa position glande surrénale, bien qu'elle n'ait, avec lui, aucune relation physiologique directe. Au point de vue ontogénétique, son origine, en effet, est double : la partie corticale dérivant de l'épithélium cœlémique du corps de WOLF, et la partie médullaire, des éléments sympathiques embryonnaires dont certains se transforment en cellules parenchymateuses. Ce n'est que chez les mammifères et l'homme que ces deux parties constituent une unité anatomique, elles se pénètrent irrégulièrement chez l'oiseau, sont simplement accolées chez les reptiles ou s'éloignent l'une de l'autre chez les poissons. Quoi qu'il en soit, la glande surrénale appartient à la catégorie très spéciale des organes dits parasympathiques, parce qu'ils se montrent étagés le long du système nerveux autonome (sympathique) et ont avec lui et notamment avec les vaso-moteurs, des rapports étroits. Elle est d'ailleurs irriguée par un abondant réseau de capillaires et constitue, au premier chef, une glande vasculaire close.

Nous venons de voir que l'on distingue, dans la surrénale, embryologiquement et histologiquement, deux parties : la partie corticale, périphérique, striée et jaunâtre, et la partie médullaire, brune, molle et altérable.

Aux capsules surrénales est réservée une double fonction : 1° angiotonique et vasoconstrictive; 2° antitoxique et tonique.

L'adrénaline, localisée dans la partie médullaire, assure le premier rôle, tandis que le second serait de préférence assuré par la partie corticale périphérique ; ceci paraît bien en rapport avec ce fait que les cellules spongiocytaires corticales sont riches en lipoïdes et en cholestérine dont le rôle antitoxique a été si bien mis en évidence par CHAUFFARD, GUY LAROCHE et GRIGAUT. C'est pourquoi il convient, dans la pratique, de réserver l'extrait total bien préparé aux syndromes où dominent l'asthénie et l'abattement, et l'adrénaline aux états morbides où l'hypotension est plus accentuée (maladies infectieuses et typhoïde (SERGENT).

II. ADRENALINE

Indications Thérapeutiques :
(Voir page 119.)

Posologie :
(Voir page 118.)

Formes Médicinales :

SOLUTION D'ADRENALINE 1/1.000ᵉ. — En *flacons* spécialisés de 5 c.c., 15 c.c. et 30 c.c.
En *ampoules*, seule ou associée aux principaux anesthésiques locaux (Cocaïne, Syncaïne, Stovaïne).
AMPOULES D'ADRENOPITUINE, association d'Adrénaline et d'extrait hypophysaire, pour le traitement de l'asthme. (Voir page 121.)

BIOCHIMIE DE L'ADRÉNALINE

C'est une dioxyphényl-éthanol-méthylamine ainsi qu'il résulte des nombreux travaux effectués sur sa constitution par Abderhalden, Abel, Meister Lucius, Dakin, constitution qui fut d'ailleurs parfaitement vérifiée du jour où l'on put en effectuer la synthèse. Celle-ci donne primitivement, comme toute synthèse de composé chimique présentant dans sa molécule un carbone asymétrique, un racémique, c'est-à-dire une substance qu'il importe ensuite de dédoubler en ses deux isomères optiques. Cette remarque est d'*une importance considérable au point de vue thérapeutique*, car il faut savoir que la base naturelle, lévogyre, seule est active, l'adrénaline dextrogyre elle, au contraire, se montre à peu près complètement inactive au point de vue physiologique. Quant à la racémique, qui résulte de la fusion moléculaire des précédentes, elle présente une puissance pharmaco-dynamique inférieure de

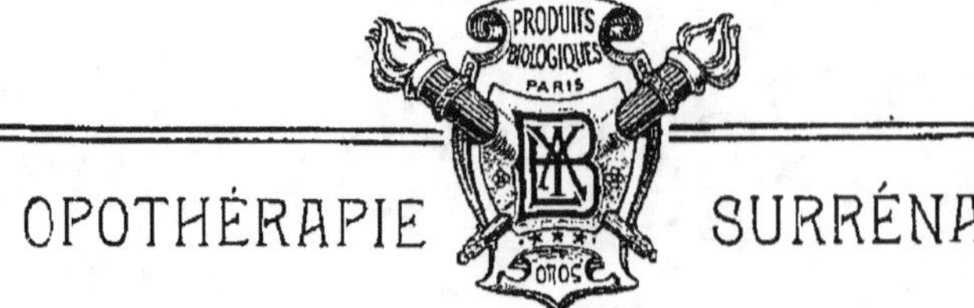

PRODUITS
BIOLOGIQUES
PARIS

moitié à celle de la base naturelle. Ces faits expliquent
pourquoi les cliniciens obtiennent parfois des résultats
inconstants avec cet alcaloïde qui doit être préparé à partir
des glandes surrénales de bœuf; l'isolement des adréna-
lines synthétiques droite et gauche étant difficile à réaliser
chimiquement.

L'adrénaline se retrouve dans les glandes surrénales
de tous les animaux. Par la méthode physiologique d'EL-
LIOT (action sur la pression sanguine), cet auteur a trouvé
0,11 d'adrénaline chez le chat; FOLIN, CANNON en ont
trouvé 0,02 chez le chien, 0,3 chez le mouton et le
bœuf, etc.

Quant au dosage de cette substance, s'il est possible
de le réaliser aisément quand on en possède une quantité
importante, soit par la détermination de ses constantes
physicochimiques, soit par voie colorimétrique, la méthode
physiologique paraît être la seule pratique, au contraire,
quand la base se trouve à l'état de traces; elle consiste
à comparer les effets obtenus sur la pression par les
injections intraveineuses successives. La fugacité de l'action
adrénalinique sur la tension permet d'effectuer, en effet,
avec la plus grande précision et sur un même animal, une
série de déterminations intéressantes. (ELLIOT, HUNT,
DALE.) On pratiquera cette détermination chez un animal
(chat) à moelle épinière sectionnée, en utilisant comme
liqueur témoin une solution titrée d'adrénaline.

D'autres méthodes peuvent ère employées qui utilisent
l'action de l'adrénaline sur la vasoconstriction (TRENDE-
LENBURG), sur la contraction de l'utérus de lapin
(FRAENKEL), sur les fibres lisses de l'intestin (CANNON),
sur la pupille de grenouille (HOSKINS), action mydria-
tique, mais aucune de ces méthodes ne présente la pré-

— 111 —

cision de la précédente, encore que quelques-unes soient intéressantes au point de vue purement qualitatif, par la sensibilité analytique qu'elles présentent.

Dans un autre ordre d'idées les expériences de BATELLI ont prouvé que la production physiologique d'adrénaline croît avec le travail des animaux, jusqu'à la limite de fatigue; si, à ce moment, le repos n'intervient pas, la quantité d'adrénaline diminue progressivement. Il y a là, en raison de l'action toni-vasculaire, une sorte de régulation, dont la conséquence est le repos forcé. Normalement, l'adrénaline se détruit par oxydation au contact des tissus, mais non du sang (LANGLOIS et CAMUS) ; le foie la fixe (CARNOT et JOSSERAND) ou la neutralise (LANGLOIS) : de même le muscle; enfin il est probable qu'elle s'élabore dans les surrénales aux dépens des déchets tissulaires que le sang apporte à la glande (CARNOT), et c'est une des raisons pour lesquelles GLEY ne la range pas parmi les hormazones.

PHYSIOLOGIE DE L'ADRÉNALINE

L'action de l'adrénaline est assez spéciale, en ce sens que tout se passe *comme si cette substance excitait les terminaisons nerveuses du sympathique* en un endroit bien précis, *le point de jonction de la fibre musculaire lisse avec le filet sympathique centrifuge* qui lui parvient, point myoneural des Anglais, son action ne s'exerçant ni sur les centres nerveux en cause, ni sur le trajet des conducteurs (HALLION). Or, l'adrénaline possède à l'égard de ces fibres la même action que l'excitation des filets sympathiques qui les desservent; si ces filets sont moteurs dans certains organes, il sont frénateurs, inhibiteurs des tissus dans d'autres. L'adrénaline, comme eux, produit ces deux effets opposés suivant l'organe qui est en cause ; elle fait contracter les artères comme le fait le sympathique, elle fait, au contraire, dilater les bronches comme lui, alors que le pneumogastrique commande la contraction de celles-ci (HALLION). Mais les appareils à fibres musculaires lisses ne sont pas les seuls à recevoir les fibres centrifuges du sympathique, telles sont aussi les fibres du myocarde et les cellules de diverses glandes.

C'est de cette action sur le sympathique que dérivent la plupart des effets de l'adrénaline ayant trouvé une application dans la pratique. La plus frappante de ces propriétés est l'action hypertensive. Reconnue dans l'extrait surrénal, dès 1895, par OLIVER et SCHŒFER d'une part, CYBULSKI et SZYMONOWICZ de l'autre, elle est considérée comme appartenant presque exclusivement à l'adrénaline qui déjà à la dose intraveineuse de 1/4 de millième de milligramme détermine, d'après BATELLI, une augmentation de pression équivalent à 1 centimètre de mercure. L'augmentation de pression croît naturellement avec la dose et se produit plus ou moins brutalement suivant la voie d'introduction. Dans les veines, l'effet est immédiat ; en quelques secondes, une injection de 1 milligramme d'adrénaline peut produire une augmentation de pression de 10 à 15 centimètres, laquelle d'ailleurs ne dure que quelques minutes puis revient à la normale. D'après LAN-GLOIS, l'effet de l'injection serait le même dans les veines et dans les artères ; d'après CARNOT et JOSSERAND, aux doses faibles, l'injection intra-artérielle ne produirait pas de variation de pression parce que l'adrénaline est fixée dans le réseau capillaire périphérique. L'injection intramusculaire ou hypodermique détermine, à dose égale, une élévation de pression moins forte, plus lente à se produire, mais aussi de plus longue durée ; il en est de même de l'ingestion buccale, qui accentue encore cette atténuation, mais n'en agit pas moins, contrairement à ce que l'on croyait autrefois. Il résulte de là, que l'administration digestive ou hypodermique est préférable, quand il n'y a pas extrême urgence, à l'introduction veineuse, d'autant que, cette dernière entraînant rapidement la fatigue vaso-motrice, l'organisme cesse rapidement de réagir.

L'action hypertensive est la conséquence de la double influence que l'adrénaline exerce sur le cœur et sur la vaso-constriction : elle renforce l'énergie du muscle cardiaque et ralentit ses battements, plus probablement par intervention sur les ganglions nerveux intracardiaques, comme le croit GOTTLIEB, que par celle sur le pneumogastrique, puisque l'adrénaline agit de même sur le cœur isolé. Elle contracte presque instantanément les petits vaisseaux comme on le constate aisément quand on en fait des applications superficielles. Toutefois, la vaso-constriction adrénalinique n'atteint pas également tous les vaisseaux. Ainsi que l'ont établi les nouvelles expériences de W. R. CANNON, tandis qu'elle réduit considérablement la circulation périphérique et celle du tube digestif, elle accroit, par contre-coup, l'afflux sanguin dans les poumons, le cœur, le système nerveux central et les muscles. Cette constatation a une grande importance au point de vue thérapeutique, car elle indique que si l'adrénaline est un excellent hémostatique et un ischémiant de la peau et des muqueuses, elle n'agit pas dans le même sens sur les organes profonds et notamment sur les organes thoraciques. Notons du reste que, consécutivement à la vaso-constriction, il y a une vaso-dilatation réactionnelle plus ou moins accentuée. En ce qui concerne le mécanisme de la vaso-constriction, CYBULSKI et de CYON invoquent l'action sur le centre vaso-moteur bulbo-médullaire, GOTTLIEB, l'action sur les ganglions périphériques et cette dernière opinion semble confirmée par les expériences de MELTZER et celles de JOSUÉ.

La vaso-constriction n'est-elle qu'un cas particulier de l'action de l'adrénaline sur les fibres lisses? On pourrait le croire. Cependant, si on observe une contraction des muscles de tous les segments de l'appareil digestif (y compris les voies biliaires, mais l'estomac excepté), une contraction des fibres lisses de l'utérus (cause de l'emploi ocytocique de l'adrénaline) et des vésicules séminales on note d'autre part l'inhibition de tous les sphincters, estomac, anus, vessie, etc. (LANGLOIS, DOYON). D'ailleurs l'application de solutions, mêmes faibles, amène la dilatation pupillaire.

En somme, il n'y a pas action identique sur toutes les fibres lisses, les unes sont contractées, les autres inhibées. C'est peut-être ce qui fournit l'explication des troubles respiratoires causés par l'adrénaline. Elle détermine en effet une dyspnée à rythme inverti (augmentation de la phase d'expiration, diminution de la phase d'inspiration), qui peut, aux doses fortes, aboutir à l'apnée, avec œdème aigu du poumon. JOSUÉ explique ainsi cliniquement par l'hyperépinéphrie, l'œdème aigu du poumon qui apparaît parfois chez les hypertendus athéromateux.

Les extraits surrénaux et l'adrénaline diminuent ou même suppriment, par un mécanisme inverse, diverses sécrétions; d'après BOTTAZI, la sécrétion salivaire devient inactive; celle du pancréas d'après BENEDICENTI, est fortement diminuée ou arrêtée, et il en est de même de celle du rein, suivant BARDIER.

Enfin, l'action de l'adrénaline sur le métabolisme est certaine, mais complexe et obscure dans ses causes. BLUM, en 1903, a décrit une glycosurie adrénalinique, dans les heures qui suivent l'injection ; BIERRY et Madame GATIN ont étudié cette glycosurie passagère et LÉPINE et BOULUD, l'hyperglycémie qui est à son origine. Mais quelles sont les relations entre l'hyperglycémie et la sécrétion surrénale ? DOYON invoque une destruction considérable du glycogène, du foie et des muscles sous l'influence de l'adrénaline, et PATON celle des matières protéiques. Mais on sait que le pancréas agit énergiquement sur l'amylolyse. Ce serait donc par l'intermédiaire du pancréas qu'interviendrait l'adrénaline. En effet ZUELNER, extirpant le pancréas et ligaturant les veines surrénales, cesse de provoquer la glycosurie ; il en déduit qu'il y a antagonisme entre ces deux glandes, c'est à dire, pour parler plus exactement, que l'hypersécrétion surrénale entraînerait l'hypersécrétion amylolytique du foie. Toutefois LÉPINE a montré que la glycosurie se produit même chez les chiens privés de pancréas, et ANDRÉ MAYER que la piqûre du quatrième ventricule n'amène pas de diabète quand on a extirpé les surrénales. Il n'est évidemment pas permis de tirer, de ces expériences contradictoires, des conclusions bien fermes. Tout ce qu'on peut affirmer c'est que les extraits surrénaux et l'adrénaline peuvent déterminer une glycosurie passagère, dont le mécanisme demeure encore ignoré.

Nous sommes mieux fixés sur l'action réminéralisante de l'adrénaline : elle favorise spécialement la fixation tissulaire des sels calciques ou calcomagnésiens : d'où l'athérome (JOSUÉ) et les ankyloses articulaires qu'elle produit chez les hyperépinéphriques, par un mécanisme inverse, les retards de croissance, l'ostéoporose ou l'ostéomalacie des hypoépinéphriques ; d'où aussi l'utilité de l'opothérapie surrénale ou adrénalitique chez les déminéralisés hypotendus, notamment les tuberculeux, où l'action fixatrice de l'adrénaline se superpose peut-être à son action antitoxique, si les expériences de A. Marie sur la neutralisation des toxines bactériennes par l'adrénaline se vérifient. Rappelons à ce propos que, les propriétés de l'adrénaline (hypertensive, toni-cardiaque) étant antagonistes de celles de la quinine (hypotensive par action dépressi-cardiaque) comme l'ont indiqué A. Clerc et Pezzi, il y a souvent intérêt à associer ces deux médications. Pour terminer, nous mentionnerons seulement l'influence des surrénales sur la détermination du sexe et les caractères sexuels scondaires. Robinson, puis Bram ont soutenu que le sexe est déterminé par l'activité surrénale de la mère ; s'il y a hypoépinéphrie, l'œuf évolue vers le sexe féminin, et inversement bien entendu vers le sexe masculin, s'il y a hyperépinéphrie. Apert avait du reste antérieurement établi que les femmes, chez lesquelles se développe l'hyperépinéphrie, tendent à prendre des caractères masculins (hirsutisme, suppression des règles, affaissement des seins, changement de la voix, etc.) ; si l'hypertrophie surrénale remonte à la période fœtale, elle peut aboutir à un pseudo-hermaphrodisme par modification de l'appareil génital externe de la femme. Il est certain que les surrénales, par l'action synergique qui semble les lier aux glandes génitales, doivent avoir une certaine influence sur les caractères secondaires, mais il paraît fort douteux qu'elles suffisent, à elles seules, à déterminer le sexe.

La toxicité des extraits de surrénale est très variable, en particulier suivant qu'il est aqueux ou alcoolique, ce dernier étant plus nocif que le premier, et cette différence ne semble pas imputable à la teneur en adrénaline, puisque celle-ci est encore moins soluble dans l'alcool que dans l'eau. Comme l'adrénaline est un composé chimique défini, on a pensé que l'on pouvait déterminer avec précision sa dose dangereuse. Il n'en est rien. Suivant BATELLI, une dose de 4 milligrammes par kilogramme d'animal est rarement mortelle. Suivant LÉPINE, au contraire, 1 dixième de milligramme peut amener la mort. CARNOT et JOSSERAND ont constaté les mêmes écarts, mais ils se sont aperçus que ces variations de toxicité ont leur raison dans l'état de l'animal. Naturellement, cette même cause intervient chez l'homme. L'homme normal, dont les fonctions endocriniennes et les vaisseaux sont sains, supporte de très fortes doses d'adrénaline, comme le montre l'histoire du malheureux qui voulant se suicider, ingéra d'un coup 40 milligrammes de chlorydrate d'adrénaline et se rétablit néanmoins en quelques jours. En revanche, l'homme malade est très sensible quand il présente soit de l'hyperépinéphrie, soit des désordres graves du côté du cœur, des vaisseaux, du sympathique, mais l'insuffisant surrénal et, d'une manière générale, l'hypotendu paraissent bien tolérer des doses que l'on estimait autrefois redoutables. C'est pourquoi SERGENT, L. BERNARD, MILIAN et d'autres cliniciens ont protesté contre la formule trop simpliste de MARTINET « pas plus d'un milligramme par jour », l'expérience leur ayant appris que certains sujets réclament une médication beaucoup plus énergique. En résumé, la toxicité de l'adrénaline n'est certainement pas nulle, mais elle varie dans d'assez grandes limites parce qu'elle dépend, en partie, de la manière dont le patient réagit aux propriétés physiologiques de la drogue.

III. INDICATIONS THERAPEUTIQUES

Elles se partagent en deux groupes : celles qui résultent d'une insuffisance ou d'une déficience de la fonction surrénale et qui réclament, par conséquent, surtout l'opothérapie surrénale, et celles qui, sans rapport avec les surrénales, sont cependant commandées par des troubles auxquels pourvoient certaines propriétés de l'adrénaline. La thérapeutique, dans le premier cas, est pathogénique; elle est symptomatique dans le second.

Indications pathogéniques.

a) *Insuffisances surrénales.* — Si ADDISON a décrit le premier en 1885 une maladie dans laquelle intervient pour une grande partie l'insuffisance surrénale, cependant c'est·à SERGENT et à ses élèves que l'on doit la connaissance de ce syndrome d'insuffisance petite ou grande, que l'on retrouve à présent dans tant de maladies.

On sait que les troubles de la dystrophie surrénale ont été rangés par SERGENT sous quatre rubriques différentes : 1° des troubles circulatoires (petitesse du pouls, hypotension artérielle) ; 2° des troubles digestifs (anorexie, vomissements, constipation) ; 3° des troubles nerveux toxiques (crampes, torpeur, sommeil agité, asthénie permanente), des troubles généraux (hypothermie, anémie, amaigrissement, cachexie progressive). Il faut y ajouter la ligne blanche de SERGENT et la mélanodermie. Naturellement, à ce syndrome s'oppose celui de l'hyperépinéphrie, par hyperplasie surrénale, et dans lequel figurent l'hypertension, l'artériosclérose, l'athérome et occasionnellement l'œdème aigu du poumon et le diabète surrénal. Nous n'insisterons d'ailleurs pas sur ce dernier, puisqu'il constitue évidemment une contre-indication à l'opothérapie surrénale.

C'est dans les cas de dystrophie surrénale que l'opothérapie correspondante rend les plus éminents services, que ces syndromes suivent une évolution aiguë, subaiguë ou chronique ou qu'ils revêtent des formes cliniques très diverses : intoxication, encéphalopathie, méningite, etc... Lorsqu'à cet ensemble morbide est associée la mélanodermie par irritation du plexus nerveux péricapsulaire, alors seulement se trouve réalisée la maladie d'Addison. Et dans ces cas seulement aussi, l'opothérapie surrénale est peu efficace.

Syndromes adynamiques des maladies infectieuses aiguës. — Ils sont caractérisés soit par des signes nets d'insuffisance capsulaire, soit par des phénomènes plus vagues de dépression, d'hypotension, de tendance au collapsus, et sont parfois heureusement influencés par une opothérapie précoce et suffisante. On l'utilisera dans les formes adynamiques de la typhoïde et les formes asthéniques de la grippe, ainsi que dans les infections suivantes : diphtérie, scarlatine, choléra, dysenteries bacillaire et amibienne, érysipèle, pneumonie, etc. Elle sera non seulement la médication de la période d'état, mais aussi celle de la défervescence pour remonter les malades asthéniques, déprimés et hypotendus.

Par l'emploi du même traitement, ces mêmes heureux résultats ont été constatés dans les collapsus graves, post-traumatiques, opératoires ou hémorragiques, dans la péritonite aiguë, où il est possible qu'intervienne une déficience surrénale; ce sont des cas qui réclament alors le plus souvent l'injection intraveineuse d'adrénaline en raison de l'urgence parfois extrême.

Tuberculose. — L'opothérapie surrénale a une influence heureuse chez les tuberculeux hypotendus, mais c'est surtout dans les processus de recalcification qu'elle paraît très indiquée (GLEY), d'où le traitement surrénocalcique préconisé par SERGENT et qui résulte de l'association du régime de FERRIER à l'adrénaline (XXX gouttes par jour en trois fois et par série de dix jours).

En partant de ce même principe, cette même médication sera utilisée dans le rachitisme, l'ostéomalacie, les ostéopathies, les fractures avec retard de consolidation.

b) *Intoxication gravidique.* — Dans certains cas, en particulier lorsqu'ils sont accompagnés de lassitude profonde, de douleurs lombo-abdominales, d'hypotension marquée, on voit céder les vomissements à l'ingestion de deux à trois cachets de poudre de surrénale ou de 1 à 3 milligrammes d'adrénaline.

c) *Asthme.* — Essayée par KAPLAN en Amérique, l'adrénaline a donné des résultats très remarquables dans l'asthme surtout, en association avec l'extrait hypophysaire (BENSAUDE et HALLION). Ces auteurs ont pratiqué environ 500 injections, chez 56 sujets atteints d'asthme dit essentiel et dans quelques cas de toux spasmodique persistante : sujets d'âges variés, de 8 à 60 ans. (*Voir p.* 109.)

Chez presque tous, l'injection sous-cutanée d'un centimètre cube amène une sédation de la crise d'asthme ; l'effet se fait presque toujours sentir au bout de deux à cinq minutes après l'injection, et une seule piqûre suffit presque généralement à juguler un accès. L'insuccès complet est une exception. Les contre-indications sont rares, tout au plus peut-on recommander une certaine prudence chez les hypertendus.

d) *Empoisonnements.* — On préconise l'opothérapie surrénale dans les intoxications par le chloroforme pour combattre les syncopes et les adynamies graves, le shock post-opératoire, et par l'arsenic ou l'arsénobenzol utilisés si souvent à hautes doses dans la syphilis. (JOLTRAIN, MILIAN, BERNARD, SERGENT.)

Affections diverses. — On a utilisé également avec certains succès cette opothérapie dans la neurasthénie, les myasthénies, dans les accidents de choc d'ordre médical (injections intraveineuses de peptone, de métaux colloïdaux, d'arsénobenzol, de vaccin antityphoïdique) ou chirurgical. Elle peut rendre également de précieux services dans les accidents syncopaux, les menaces de collapsus, dans tous les cas d'affaiblissement cardiovasculaire et d'hypotension, et souvent dans les défaillances brusques de la tonicité cardiovasculaire.

Cette médication a encore été utilisée avec succès par TERRIER dans les vomissements cycliques de l'enfance et par NAAMÉ contre le mal de mer, seule ou associée à l'atropine.

Associations polyglandulaires. — 1° Avec l'hypophyse : voir plus haut les résultats obtenus par cette médication dans l'asthme. Cette même association donne des résultats heureux dans les myasthénies, là où l'adrénaline est complètement inactive et où l'extrait surrénal ne réussit pas toujours immédiatement.

2° Avec la thyroïde ou l'hypophyse, suivant les cas, chez les enfants dont la croissance subit des retards, qui manifestent de l'apathie, une croissance exagérée ou des déviations du développpement (tendance au féminisme chez les garçons). Par exemple, à un enfant âgé de trois ans, atteint de myxœdème congénital fruste avec anémie, apathie, constipation, petit appétit, APERT conseille un mélange de corps thyroïde (0,05) et de poudre de surrénale et d'hypophyse (ââ 0,01). A un grand garçon de treize ans, tout en longueur, trop mince, efflanqué, dépourvu de muscle, apathique, anémique, sans trace de début de puberté, il donnera environ 0,10 de poudre de surrénale et 0,03 de poudre thyroïde. A un autre enfant de quatre ans atteint de mongolisme : 0,05 de poudre surrénale et 0,03 de poudre de thyroïde et d'hypophyse.

Indications symptomatiques. — Ici, on utilise presque exclusivement l'adrénaline, parce que c'est un corps défini, facile à manier et dont les diverses propriétés sont connues.

a) *Affections de l'oreille, du nez et du larynx.* — Comme hémostatique et vasoconstricteur, on emploie avec succès l'adrénaline en applications locales contre les épistaxis, les gingivorragies, dans les interventions sur l'amygdale, les cornets, l'éperon de la cloison, dans le curettage du naso-pharynx, l'ablation des polypes, des fongosités de l'oreille, et contre les lésions inflammatoires des muqueuses, coryza, angines, laryngites. BOBONE la recommande en injections sous-cutanées contre l'otosclérose. Sous forme de pulvérisations nasales, ou en solution au 1/1000 et en tamponnements, elle est employée avec succès pour soulager la sensation de brûlure, les éternuements et la congestion nasale de l'asthme des foins.

b) *Affections des dents.* — CHOMPRET a préconisé l'association de syncaïne et d'adrénaline pour supprimer la douleur et l'hémorragie des avulsions dentaires et ce procédé est aujourd'hui universellement adopté. On utilise aussi les applications locales d'adrénaline soit pour prévenir ou arrêter les petites hémorragies qui gênent les opérations, soit pour décongestionner la muqueuse dans les gingivites et les périostites.

C. *Affections des yeux.* — DOR, le premier en 1895, a utilisé les propriétés vaso-constrictives de l'extrait surrénal dans les interventions oculaires. Actuellement on donne la préférence à l'adrénaline, afin d'éviter les hémorragies dans les opérations sur la conjonctive, contre le strabisme et dans les plaies bourgeonnantes des paupières, mais il faut se méfier, quand il s'agit de l'iris, des hémorragies secondaires par vaso-dilatation réactionnelle. Dans les affections des voies lacrymales, les dacryocystites, les instillations d'adrénaline réussisent bien; en collyres, on associe, contre l'iritis, l'adrénaline à la cocaïne et à l'atropine, contre le glaucome, l'adrénaline à la pilocarpine.

d) *Affections de la peau.* — ROTHMUM a employé avec succès les badigeonnages d'adrénaline faible contre l'érythème de la face et la couperose. SARDOU a montré, d'autre part, les retentissements profonds de ces badigeonnages superficiels par le mécanisme de la vaso-motricité et il les a préconisés en conséquence non seulement contre les processus inflammatoires locaux, piqûres et érosions cutanées envenimées, lymphangites, etc., mais aussi contre les douleurs de contusions, douleurs articulaires, les arthralgies, les céphalées congestives, les douleurs rhumatismales, hépatiques, gastriques, intestinales, rénales, vésicales, etc. A noter aussi que, d'après REICHER et LENZ, les applications d'adrénaline diminuent la sensibilité de la peau aux Rayons X et permettent par conséquent l'emploi plus ou moins prolongé de ce procédé, notamment dans les tumeurs malignes sous-cutanées. Il convient de rapprocher de cette indication, les observations de MAHU et d'ALBERT ROBIN qui ont obtenu, par des instillations d'adrénaline à 1 p. 1000 l'amélioration de cancers de la langue, de la face, du sein et du rectum.

e) *Affections urinaires.* — Comme hémostatique et vaso-constricteur, l'adrénaline a été utilisée dans certaines petites opérations : méatotomie, uréthrotomie, pour faciliter la cystoscopie et le cathétérisme dans le rétrécissement uréthral, pour modifier l'hypertrophie de la prostate et réduire le paraphimosis. CALZADA s'en est bien trouvé dans les cystites, en particulier la cystite tuberculeuse, et RUPFLE dans l'hydrocèle.

f) *Affections gynécologiques.* — Toujours au même titre d'hémostatique, l'adrénaline a été avantageusement employée en injections intra-utérines dans les métrorragies par ERLANGER; quand ces métrorragies sont de cause générale (cardiopathie, chlorose, hémophilie), l'effet est moins sûr et il faut avoir simultanément recours aux injections hypodermiques ou à l'ingestion. COUVELAIRE,

Loubat, Seigneux, Freund et Wormser recommandent également son usage dans diverses interventions, grattage des végétations vulvo-vaginales, curettage utérin, périnéorraphie, etc. Nous avons déjà vu, par ailleurs, que l'adrénaline combat certains troubles de la grossesse et en particulier les vomissements; elle intervient favorablement aussi dans l'accouchement, non seulement pour arrêter les hémorragies *post-partum*, mais aussi, en cas d'inertie, pour renforcer les contractions utérines, comme l'ont montré Targhetta, Vercelli et Ghitte, Loubat. L'adrénaline peut donc être considérée comme un ocytocique, par l'action qu'elle exerce sur la fibre musculaire, mais non cependant un abortif, puisque cette action ne paraît pas suffisante, d'après les expériences de Loubat, pour provoquer la contraction utérine brutale; elle se contente de l'accroître ou de la réveiller si elle vient à faiblir au moment physiologique. Dans les suites de couches, les résultats ont été inconstants, les hémorragies tardives sont en effet ordinairement jugulées, mais la subinvolution de l'utérus est peu modifiée d'après Neu et Loubat. Enfin, dans la ménopause provoquée (opératoire ou naturelle), Bignani, Carli, Camporini ont constaté que l'administration d'extrait surrénal ou d'adrénaline procure une grande amélioration et soulage les divers troubles dont souffrent les malades.

g) *Affections vasculaires.* — Contre les hémorroïdes, Le Noir, Bouchard, Mossé, Demay recommandent les tampons imbibés d'adrénaline, quand elles sont procidentes, et les suppositoires et la pommade à l'adrénaline, dans le cas contraire et quand elles sont douloureuses et hémorragiques. Contre les gastrorragies, Grunbaum emploie l'ingestion, contre les entérorragies, ADAM les lavements d'adrénaline. Contre les hémoptysies BOU-CHARD et LENOIR usent d'instillations intra-trachéales d'une solution d'adrénaline à 1 p. 10.000. Quand il s'agit d'hémoptysies tuberculeuses, RÉNON et LHOUSTE, SOUQUES et MOREL, BRUNET, préfèrent les injections hypodermiques ; il ne faudrait pas dépasser 1/2 milligramme d'adrénaline par injection, mais renouveler les injections plusieurs jours de suite. Ces injections sous-cutanées ou des applications sur les placards ont été également conseillées par DECKERS et MEESSON contre les affections hémorragipares, le purpura, le scorbut, l'hémophilie, la variole hémorragipare. Malgré certains succès obtenus par les auteurs, les résultats manquent de constance et, s'il y a amélioration, elle ne se montre pas ordinairement durable.

Contre-indications. — La médication surrénale sera formellement contre-indiquée chez les artério-scléreux, chez les hypertendus, chez les brightiques et aussi chez les malades atteints de tuberculose fibreuse ; on s'en abstiendra également chez les diabétiques en raison de son action glycosurique. Les propriétés cardiotoniques de l'adrénaline, se doublant de propriétés vaso-constrictives, ont conduit à l'utiliser comme vaso-constricteur et comme hémostatique. En pareil cas, cependant, l'insuccès est la règle, par suite de l'augmentation de tension artérielle que produit le médicament. La médication adrénalinique doit donc être rejetée dans l'hémoptysie, dans les hémorragies des voies digestives ; si l'hémorragie est sous la dépendance de certaines altérations sanguines, l'effet curatif est nul ; l'échec se poursuit dans le purpura infectieux, l'ictère grave, la variole hémorragique, la leucémie, l'hémophilie.

9

XI

OPOTHÉRAPIE TESTICULAIRE

ORCHITINE

*(Testicule de taureau ou de bélier désséché dans le vide
à basse température et pulvérisé)*

Indications Thérapeutiques :

Insuffisances testiculaires de la croissance, de l'âge adulte,
de la vieillesse et Syndrômes associés, Troubles de la
nutrition et Troubles nerveux.

Pharmacologie et Posologie :

FORME SOLIDE

OPO-ORCHITINE : 1 gr. = 8 gr. testicules frais de bélier.
En *cachets* de 0,25, 0,50 et 1 gr.; 2 à 4 par jour.
(*Boîtes* de 12 et 24 cachets.)

NEUROTROPHOL (*Granulé*), association de suc orchitique,
d'acide nucléinique et de glycérophospharsinate de soude.
Adultes : 3 cuillerées à bouche par jour, dans un peu d'eau,
matin, midi et soir.
Enfants : 1 à 3 cuillerées à café par jour, suivant l'âge, à
partir de 4 ans.

FORME LIQUIDE

EXO-ORCHITINE : 10 gr. = 5 gr. testicules frais de bélier.
2 à 4 cuillerées à dessert par jour.
(*Flacon* de 150 cent. cubes.)

NEUROTROPHOL (*Elixir*). — Mêmes constituants que le Granulé. Un verre à liqueur pour les adultes; une cuillerée
à dessert ou à café pour les enfants après chaque repas.

AMPOULES D'ORCHITINE : 1 c.c. = 0,25 d'organe frais.

I. PHYSIOLOGIE

L'opothérapie testiculaire est certainement l'une
des plus anciennes, en raison sans doute, non seulement
des fonctions auxquelles elle paraît répondre, mais aussi
de l'action qu'elle devait exercer sur l'imagination. Si
l'on considère, en effet, la fréquence de l'impuissance psychique, les bons résultats tirés de l'administration de pré-

parations testiculaires ou spermatiques ne sauraient surprendre. Mais à côté de cette influence, dont la cause
restait ignorée, les auteurs des formules et des recettes si
abondantes dans les vieux livres en cherchaient aussi une
autre, déduite de l'état d'excitation qui caractérise les
animaux en rut, action excito-tonique, dynamogénique
comme on dit aujour'hui, affirmée en 1872 par MATTEI
et dont s'est inspiré BROWN-SEQUARD pour les essais si
heureux qu'il fit sur lui-même à l'aide d'injections de suc
orchitique. Mais, depuis trente ans, depuis les recherches
de BOUIN et ANCEL surtout (1906), les idées sur les
propriétés et les indications de l'opothérapie testiculaire
ont sensiblement évolué.

Anatomiquement, le testicule est constitué par deux
glandes imbriquées : la glande séminale, dans laquelle il
faut distinguer les cellules de la lignée spermatocytique,
qui aboutissent à la formation des spermatozoïdes, et les
cellules de SERTOLI qui ne semblent avoir qu'un rôle
nourricier, et la glande interstitielle ou diastématique, en
ilôts logés entre les canalicules séminipares et groupés
autour des vaisseaux sanguins et dont la sécrétion interne
conditionne les caractères sexuels secondaires mâles.

Cette sécrétion interne n'est aucunement connue dans
sa composition et, comme nous le verrons plus loin, ses
propriétés physiologiques ne sont tirées que des phénomènes constatés à la suite de sa suppression. Dans la sécrétion externe de la glande séminale qui, mélangée aux
sécrétions vésiculaires et prostatiques, forme le sperme, il
n'y a guère à signaler, en dehors des albumines et des
globulines, de la lécithine, de la cholestérine, d'une mucine
spéciale (spermatine), de l'histone et de la protamine
isolées par KOSSEL, que la spermine, découverte par

Shriner et étudiée par Poehl. C'est un corps de formule $C^5H^{14}Az^2$, identique à l'éthylénimine, assez proche de la choline et dont les propriétés trophiques n'ont pas répondu en réalité à celles que lui attribuait Poehl.

L'expérience prouve que les propriétés des sécrétions séminales et celles des sécrétions interstitielles sont différentes. Chez les animaux, totalement castrés, on observe, suivant l'âge, soit, quand ils sont très jeunes, la persistance des caractères infantiles, soit, quand ils sont adultes ou vieux, la perte de certains caractères mâles (poils, plumage, corne, voix, etc.) et l'abolition de l'instinct sexuel. Chez les animaux cryptorchides, dans le testicule desquels la glande séminale est atrophiée tandis que persiste presque intégralement ou même s'hypertrophie la glande interstitielle, on constate des phénomènes d'un autre ordre : la fécondité est abolie, mais l'instinct sexuel est conservé ainsi que tous les caractères sexuels secondaires. Il résulte donc bien de là, comme l'ont soutenu Bouin et Ancel, que ces caractères sexuels sont liés à l'activité des sécrétions diastématiques.

De là les propriétés de l'extrait et du suc testiculaire. Leur toxicité paraît dépendre des amines qu'ils renferment ; elle est d'ailleurs très variable, beaucoup plus grande pour la femelle que pour le mâle (Defougère) ; mais il faut tenir compte de ce fait qu'il s'agit d'injections et que les troubles observés par Loisel, contractions tétaniques, paralysies, accidents respiratoires, peuvent être en partie attribués à l'action antigénique. Chez les castrats, qui se caractérisent par la déformation en longueur du squelette tenant à la persistance anormale des cartilages de conjugaison, le suc testiculaire arrête cet allongement et rapproche, d'après Bouin et Ancel, les animaux castrés

injectés des animaux normaux. On constate la même
influence sur le développement des organes génitaux, qui
restent petits chez les castrats, mais tendent à récupérer
leurs dimensions normales chez ceux qu'on injecte. D'après
ZOTH et PRIGL, VITTO CAPRIANI, BOUIN, ANCEL et
CHARPENTIER, l'action tonique sur le système neuro-
musculaire serait constante; à la suite d'injections de suc
musculaire, la force musculaire, la résistance à la fatigue,
mesurées à l'ergographe de MOSSO, sont plus grandes.
D'après POEHL et DIXON, il y aurait une augmentation
des échanges et notamment élévation du coefficient d'oxydation azotée. En ce qui concerne l'action sur la vitalité,
admise par BROWN-SEQUARD, elle est moins certaine chez
les adultes déprimés et épuisés, car, chez le vieillard normal
par ailleurs, on peut admettre que le suc orchitique venant
en suppléance des sécrétions naturellement affaiblies par
l'âge, rende à l'organisme, dans les limites de ses possibilités
fonctionnelles, une certaine force et comme un surcroît
d'activité.

II. INDICATIONS THERAPEUTIQUES

A. *Insuffisances testiculaires.* — Elles se manifestent :

a) *Pendant la croissance.* — Le plus souvent il s'agit
de cryptorchidie avec atrophie testiculaire, quelquefois
aussi d'atrophie totale dérivant d'une infection (oreillons,
tuberculose). Le syndrome qui en découle est un arrêt
dans le développement des caractères sexuels secondaires :
c'est l'infantilisme; les poils du visage et du pubis ne se
développent que peu ou pas, les épaules restent grêles et la
voix féminine; le bassin s'élargit, les jambes s'allongent,

l'obésité apparaît, etc. Enfin, comme l'a rappelé LAIGNEL-LAVASTINE, à l'infantilisme somatique correspond le puérilisme mental : mollesse, indolence, aboulie ou aphonie, arriération, absence de désirs sexuels.

b) *A l'âge adulte.* — Des lésions d'origine infectieuse (tuberculose, syphilis, gonococcie), hyperplasique (tumeur) ou traumatique (blessure, castration) interviennent alors : les deux glandes, dans les cas d'infection peuvent être touchées, mais il peut se faire aussi que la glande interstitielle subsiste en partie. Dans la première occurrence, il n'y a pas de modifications somatiques et psychiques très appréciables et les désirs sexuels se maintiennent. Dans la seconde, au contraire, un changement considérable se produit plus ou moins rapide. Le squelette ne varie pas, mais les poils et la barbe se raréfient et tombent, la voix raucit, l'obésité se développe, l'appétit sexuel s'éteint, le caractère se modifie et l'intelligence peut s'affaiblir, enfin une obésité marquée tend à se développer. C'est le syndrome adiposo-génital ou maladie de FRŒLICH de l'adulte..

c) *A la vieillesse.* — L'involution des glandes génitales mâles est, à cette période, physiologique : elle se caractérise par l'affaissement progressif de l'énergie sexuelle et de la puissance musculaire, une diminution de l'activité, de la volonté, malgré la persistance de sentiments égoïstes, et parfois une certaine puérilité.

Toutes les insuffisances testiculaires, à quelque cause qu'elles soient imputables, sont du ressort de l'opothérapie, qui modifie favorablement tous les symptômes, tant somatiques que psychiques : les poils et la barbe cessent de tomber, l'adiposité diminue, l'activité reprend et quelquefois même l'appétit sexuel, sans que pourtant l'impuissance disparaisse, s'il y a suppression totale des glandes.

d) *Syndromes associés.* — En beaucoup de cas, la déficience génitale s'associe à d'autres insuffisances endocriniennes, surtout comme l'ont indiqué Hutinel, Souque, Tixier, Mariotti, etc., à celles de la thyroïde, de l'hypophyse et des surrénales : de là ces syndromes complexes, thyro-génital, thyro-hypophyso-génital, etc., dans lesquels, à côté des signes spécifiques, il faut noter deux éléments presque toujours communs, l'obésité et l'arriération ou la dépression mentale, et qui nécessitent l'emploi d'une polyopothérapie organisée dans chaque cas d'après les indications fournies par la clinique, car, dans ce qu'on appelle insuffisances pluriglandulaires, il n'est pas exceptionnel de découvrir, à côté d'une insuffisance testiculaire et surrénale, par exemple, un hyperfonctionnement de la thyroïde ou de l'hypophyse. Ces syndromes d'ailleurs s'observent à tout âge, mais ils semblent plus fréquents chez les jeunes, peut-être parce que, du moins c'est l'opinion de Bouin et Ancel, les insuffisances endocriniennes et particulièrement l'insuffisance testiculaire prédisposeraient à la tuberculose, qui emporte ses victimes avant qu'ils aient atteint l'âge adulte.

B. *Troubles de la nutrition.* — P. Carnot conseille l'opothérapie orchitique dans les troubles de la croissance et dans le rachitisme; Mattei, Girod, Almenescher, Defougère la préconisent contre la chlorose des jeunes filles, qui, on le sait, est souvent améliorée et guérie par le mariage; les résultats, en tout cas, se sont montrés très encourageants; Brown-Sequard et K. Vogt en ont usé enfin contre les phénomènes de sénilité et en ont éprouvé une amélioration notable.

C. *Troubles nerveux.* — Contre les affections du système nerveux, contre le tabès et la paralysie générale, et contre les états neurasthéniques, on a prescrit, sous l'inspiration de BROWN-SEQUARD, l'extrait testiculaire, avec des résultats d'ailleurs très inconstants. Cependant BURLUREAUX a noté que l'action de cette opothérapie porte favorablement sur la constipation des neurasthéniques.

XII

OPOTHÉRAPIE PROSTATIQUE

PROSTATINE

*(Extrait total de glande du porc ou de bœuf désséché à froid
et pulvérisé.)*

Indications Thérapeutiques :

Impuissance (en association avec l'orchitine), Prostatectomie,
Maladie de la Prostate, Castration, Neurasthénie.

Pharmacologie et Posologie :

FORME SOLIDE

OPO-PROSTATINE : 1 gr. = 5 gr. prostate fraîche porc ou bœuf.
En *cachets* de 0,25, 0,50 et 1 gr.; 2 à 4 par jour.
(Boîtes de 12 et 24 cachets.)

I. PHYSIOLOGIE

Organe annexe de l'appareil génital mâle, la prostate
se développe à la portion initiale de l'urètre, au dessous
de la vessie, derrière la symphyse pubienne et en avant de
l'ampoule rectale. Elle est composée d'un stroma musculaire et de glandes en grappes, disposées autour de l'urètre
et munie de canaux excréteurs. Rudimentaire chez l'enfant, elle s'accroit notablement à partir de l'adolescence
et s'hypertrophie chez le vieillard, tout en cessant presque
complètement de sécréter, déterminant souvent des accidents de compression et étant volontiers le siège de tumeurs.

La sécrétion externe de la prostate, ou suc prostatique, a une réaction légèrement alcaline et renferme des
albumines et des lipoïdes, notamment de la lécithine. Son
rôle paraît être surtout de nourrir ou d'entretenir la vitalité

des spermatozoïdes. En tout cas, d'après PEREY et STEI-
NACH, le sperme privé de suc prostatique perdrait son
pouvoir fécondant.

Quand à la sécrétion interne, elle a fait l'objet de
travaux dont les résultats sont contradictoires. Tandis que
POSNER, HABERERN, ROVSING, SERRALACH et PARÈS,
reconnaisent à cette sécrétion une influence activante sur
la spermatogénèse, BARTRINA, PÈRÉANU et CAMPAN,
puis GRIFFITHS nient cette influence, opinion également
adoptée par ALBARRAN, qui pense que l'impuissance génitale des prostatectomisés vient le plus souvent des lésions
nerveuses. Plus certaine paraît l'action psychique dépri-
mante de la prostatectomie. D'après POSNER, RUMPEL,
ROVSING, les sujets qui ont subi cette opération présentent
des tendances à la mélancolie, à l'hypocondrie, au suicide; BEARD, BARUCCO, DROBNY font jouer aux lésions
de la prostate un rôle important dans la pathogénie des
états neurasthéniques; la sécrétion interne de la glande
ayant, par l'intermédiaire du plexus sympathique, une
action tonique et équilibrante sur le système nerveux central; quand elle devient insuffisante, l'équilibre n'est plus
maintenu et les désordres nerveux apparaissent. Mais on
peut se demander aussi, avec PIERRE JANET, s'il ne
s'agit pas tout bonnement d'une dépression mentale autonome dérivant de la simple constatation de l'impuissance.

II. INDICATIONS THERAPEUTIQUES

D'après GLEY et CAMUS, l'extrait prostatique coagule
le contenu des vésicules séminales; d'après GLEY et
THAON, il a une action hypertensive et cardio-modéra-
trice; d'après P. CARNOT, il est enfin toxique, puisque un
gramme de prostate fraîche suffit à tuer un chien de 7 à 8

kilogrammes. Mais ce sont là les effets des injections, mode d'administration auquel on a cessé de recourir, l'ingestion ne déterminant pas les mêmes phénomènes. Par suite, les extraits prostatiques ont pu être essayés dans différents troubles.

A. *Impuissance.* — On associe généralement l'extrait testiculaire à l'extrait prostatique. Des résultats encourageants ont été parfois obtenus, surtout dans l'impuissance psychique.

B. *Castration.* - Ici encore, on associe les deux opothérapies génitales mâles, et il n'est pas rare de constater une réelle amélioration des troubles consécutifs à la castration.

C. *Maladies de la prostate, prostatectomie.* — Dans les lésions, les tumeurs de la prostate, l'extrait procure quelquefois des améliorations. Dans l'hypertrophie, BAZY utilise plutôt le suc orchitique, avec des succès très variables. Dans les troubles nutritifs et nerveux consécutifs à la prostatectomie, P. CARNOT recommande l'opothérapie prostatique, laquelle réussit à les atténuer.

D. *Neurasthénie.* — En dehors même de toute action pathogénique directe de l'insuffisance prostatique sur la neurasthénie, l'extrait par son pouvoir tonique et équilibrant sur le système nerveux, donne comme l'ont indiqué BEARD, DROBNY, LAIGNEL-LAVASTINE, des résultats souvent satisfaisants dans les états de dépression.

XIII

OPOTHÉRAPIE OVARIENNE

OVARINE

*(Extrait total de l'ovaire de vache ou de brebis désséché
à froid dans le vide et pulvérisé.)*

Indications Thérapeutiques :

Insuffisance ovarienne, Castration, Insuffisances puerpérales, Obésité, Ménopause, Psychoses, Tétanie, Maladie de Basedow, Maladies du sang, Ostéomalacie, Rhumatismes chroniques, Dermatoses.

Pharmacologie et Posologie :

FORME SOLIDE

OPO-OVARINE : 1 gr. = 5 gr. ovaire frais de génisse.
En *cachets* de 0, 10, 0,20 et 0, 40; 2 à 4 par jour.
(*Boîtes* de 12 et 24 cachets.)

FORME LIQUIDE

EXO-OVARINE : 10 gr. = 2 gr. ovaire frais de génisse.
2 à 4 cuillerées à dessert par jour.
(*Flacon* de 150 cent. cubes.)
AMPOULES D'OVARINE : 1 c.c. = 0,25 d'organe frais.

EXTRAIT DE CORPS JAUNE OU FLAVEÏNE

*(Les corps jaunes sont désséchés à froid dans le vide
et pulvérisés.)*

Indications Thérapeutiques :

Mêmes applications que l'Ovarine.

Posologie :

(De 0,10 à 0,30 centigr. Non toxique.)

Formes Médicinales :

OPO-FLAVEINE. — Cachets dosés à 0,05 et 0,10; en boîtes de 12 et 24, 1 à 3 par jour.

I. PHYSIOLOGIE

Les ovaires sont des organes pairs, symétriques, entourés par le péritoine et logés dans le petit bassin. Ils possèdent une double sécrétion, externe et interne, dont la caractéristique essentielle est l'intermittence. La partie glandulaire proprement dite est constituée par les follicules de GRAAF, qui, arrivés à maturité, se rompent et laissent échapper l'ovule, lequel représente la sécrétion externe périodique de l'ovaire. La solution de continuité produite par la rupture de l'ovaire est comblée par des éléments parmi lesquels figurent les cellules à lutéïne : c'est le corps jaune. Celui-ci n'a pas toujours la même évolution : quand il y a simplement menstruation, son développement et son atrophie se succèdent rapidement (corps de menstruation) ; mais quand il y a grossesse, l'hypertrophie est plus considérable et dure plus longtemps (corps gestatif). PRENANT, BOUIN et ANCEL, FRANCKEL ont établi qu'il s'agissait là d'une glande transitoire à sécrétion interne, homologue par ses fonctions de la glande interstitielle du testicule.

Nous n'avons pas à insister sur la sécrétion externe ou ovulaire de l'ovaire nous y reviendrons plus loin (voir *opothérapie ovulaire*). Nous noterons seulement, puisque les follicules de GRAAF et les ovocytes entrent dans la composition des extraits ovariens et des poudres d'ovaire, que le suc d'ovaire privé de corps jaune est très peu toxique, d'après LAMBERT, et, en tout cas, beaucoup moins pour les femelles que pour les mâles, qu'il ralentit les oxydations respiratoires et les échanges, d'après RICHTER et LEOWY, qu'il agit peu sur la circulation et la pression artérielle, d'après HALLION, mais provoque la turgescence et l'hyperémie de la thyroïde, qu'il active le cœur d'après

KISCH, LANDEAU, HEGAR, comme en témoignent la tachycardie, les névroses, les syncopes cardiaques qui s'observent dans les altérations et les lésions ovariennes.

Bien étudiée dans ces derniers temps a été la fonction du corps jaune et les propriétés de la sécrétion interne. Tout d'abord, il convient de mentionner les recherches de MALY sur la constitution de la lutéine. C'est une substance dépourvue de fer et appartenant au groupe des lipochromes; elle résulterait du mélange de deux corps, la vitellorubine et la vitellolutéine de toxicité élevée et capables de déterminer, en injections intraveineuses, des accidents paralytiques rapides, des accès tétaniques pouvant entraîner la mort. En injections hypodermiques on en ingestion, l'extrait de corps jaune ne produit plus ces accidents, mais amène toute une série de modifications physiologiques. BOUIN et ANCEL ont montré que la sécrétion interne de corps jaune règle, au moment de la grossesse, le développement des glandes mammaires, excite le sympathique (à doses non toxiques), équilibre les échanges et diminue notamment l'élimination azotée et phosphatique (GAR-DEZ). De son côté, POCHON a constaté que la sécrétion ovarienne congestionne les seins, tandis que la sécrétion mammaire décongestionne les organes génitaux et arrête, comme on le verra plus loin, les ménorragies et les métrorragies. Tout dernièrement (1919), DUTOIT a étudié très attentivement l'action métabolique de ces sécrétions, dans laquelle il reconnaît l'intervention de trois hormones différentes, réglant la première l'ovulation et la menstruation, la seconde la nutrition des organes génitaux, la troisième enfin les relations synergiques avec la thyroïde et l'hypophyse. L'auteur déduit en particulier de ses recherches et de celles de RIES, que, si la fonction iodique de l'organisme appartient à la thyroïde, la fonction arsenicale, découverte par ARMAND GAUTIER, est dévolue à l'ovaire et au corps jaune, lesquels exciteraient l'accumulation de l'arsenic dans les glandes de l'utérus et, par suite, la fonction sécrétoire arsenicale de celles-ci, fonction qui se manifeste, au moment des règles, par la richesse en arsenic du sang menstruel. De là, en conséquence d'étroits rapport entre les hormones ovariennes et certaines dermatoses, tant de la puberté que de la ménopause (acné, eczéma seborrhéïque, vitiligo, érythème, chloasma, etc.) ou même des périodes d'aménorrhée ou de dysménorrhée. Tout trouble dans la sécrétion des hormones ovariennes aurait donc un retentissement sur la fonction sécrétoire des glandes utérines et, par l'intermédiaire de celles-ci sur la peau qui deviendrait alors l'émonctoire de l'arsenic.

Quoi qu'il en soit de cette intéressante opinion, le rôle essentiel des sécrétions internes de l'ovaire apparaît surtout quand cet organe cesse de fonctionner, qu'il soit altéré ou enlevé. On assiste alors à des phénomènes tout à fait comparables à ceux que l'on observe à la suite de la castration du mâle, mais inverses. En effet, tandis que la castration du mâle entraîne à sa suite l'apparition de certains caractères de féminité, la castration de la femelle détermine au contraire l'apparition de certains caractères de masculinité (développement des poils et de la barbe, modification de la voix, du caractère, etc.), ainsi que le montre la curieuse observation de virilisme rapportée par le Professeur RAPHAEL BLANCHARD, et à laquelle nous avons déjà fait allusion. Ainsi donc la sécrétion interne du corps jaune conditionne les caractères sexuels secondaires de la femme, comme la sécrétion de la glande interstitielle conditionne les caractères sexuels secondaires de l'homme.. C'est de là que proviennent, en conséquence, les modifications qui s'accomplissent chez la femme et les troubles divers dont elle souffre au moment de la ménopause naturelle ou provoquée (ovariotomie). Dans cette action endocrinienne antagoniste, un seul signe commun, la tendance à l'adiposité, laquelle montre le rôle métabolique et équilibrant que tiennent normalement ces sécrétions.

Ce rôle équilibrant, synergique, s'atteste dans les accidents, qui éclatent après la castration physiologique ou opératoire ou quand les glandes sont atrophiées et ne fonctionnent pas : accidents de myxœdème et d'hypothyroïdie, — parfois plus rarement d'hyperthyroïdie, comme l'a rappelé HUTINEL — les céphalées intermittentes ou continues, les vertiges, les absences, l'angine de poitrine, la tétanie, certaines paralysies, comme la paralysie agitante, les insuffisances rénales, certaines localisations rhumatismales, les troubles digestifs, le diabète d'origine génitale, etc., toutes affections signalées par DELBET et qui paraissent liées à la déficience de la sécrétion ovarienne, déclenchant par synergie, l'insuffisance ou même l'hyperfonctionnement d'autres glandes à sécrétion interne. A cela, il faut joindre encore les altérations psychiques concomitantes, apathie, paresse, dépression, délire maniaque, etc., étudiées par LAIGNEL-LAVASTINE, par TIXIER, d'autres encore, et qui appartiennent, pour une part et en propre, à l'insuffisance ovarienne et aussi, pour une autre part, au retentissement de cette insuffisance sur les autres fonctions endocriniennes. Il en résulte cette indication, que si l'opothérapie ovarienne s'impose tout d'abord dans presque tous ces cas, elle peut parfois suffire à elle seule à l'amélioration et au soulagement cherchés ; néanmoins, il est souvent nécessaire de recourir aux opothérapies associées pour obtenir

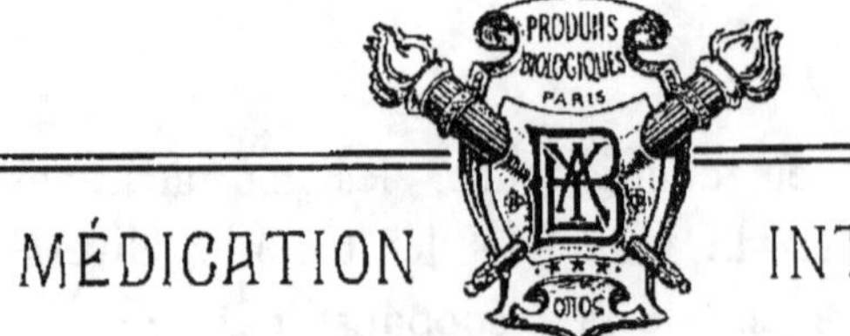
PRODUITS
BIOLOGIQUES
PARIS

une sédation plus rapide et plus complète. On n'oubliera pas, en effet, que là comme ailleurs, l'opothérapie ovarienne constitue le meilleur excitant de la fonction homologue et que, en restituant cette fonction, on peut rétablir l'équilibre des fonctions synergiques, mais aussi, que, en cas de déficience ovarienne totale (castration), la vicariance opothérapique est incomplète, passagère, et que ses effets éloignés doivent être en conséquence corrigés par les autres extraits glandulaires appropriés aux troubles constatés.

Comme tous les traitements opothérapiques, la médication ovarienne demande à être prolongée pendant des semaines, souvent des mois. L'effet désiré obtenu, on diminue la quantité de principe actif, puis on supprime la médication quitte à y revenir si les phénomènes morbides reparaissent, jusqu'à ce que la fonction ovarienne se soit rétablie ou qu'un mécanisme de suppléance se soit organisé.

II. INDICATIONS THERAPEUTIQUES

A. *Insuffisances ovariennes.* — Le syndrome d'insuffisance ovariene est surtout net dans la castration opératoire, parce que la suppression des organes se produit à la période d'activité génitale et que les phénomènes de déséquilibre sont en conséquence plus marqués. Ses principaux éléments sont : bouffées de chaleur fréquentes, céphalée, palpitations, angoisse précordiale, phénomènes congestifs périodiques (épistaxis, hémorragie mammaire), obésité, troubles nerveux variés, insomnies, tremblement, irritabilité, neurasthénie spéciale et amnésie (JAYLE), tendance aux idées noires et même au suicide, enfin modifications somatiques, comme diminution et flétrissement des seins, atrophie des organes génitaux, pilosité, etc. Ces divers signes s'atténuent ou se compliquent dans les insuffisances glandulaires des jeunes filles lorsqu'il y a infantilisme et aménorrhée avec intervention presque habituelle de la thyroïde et dans la ménopause, où les troubles physiologiques peuvent être moins marqués tandis que les caractères somatiques s'accusent souvent davantage. Il est à remarquer que, au cours de l'aménorrhée physiologique (grossesse et allaitement), on retrouve quelques-uns des symptômes précédents ; cette aménorrhée rentre donc éventuellement dans le cadre des indications de l'opothérapie ovarienne. C'est ainsi que LEBRETON a constaté chez plusieurs femmes enceintes la cessation des troubles (bouffées de chaleur, nausées, vomissements) par ingestion de corps jaunes. La médication ovarienne aurait même donné des résultats très appréciables contre les vomissements incoercibles de la grossesse. (STELLA.)

a) *Castration*. — Qu'il y ait castration naturelle ou ovariotomie, l'opothérapie fournit ici les meilleurs résultats, ainsi qu'en témoignent les constatations de JAYLE, LISSAC, FRŒNKEL, DALCHÉ, etc., principalement en ce qui concerne les troubles vaso-moteurs, congestifs, les migraines, les palpitations, l'excitabilité du caractère, l'asthénie, etc. Toutefois, deux points sont à noter : l'obésité et les caractères de masculinité sont assez peu influencés, et l'amélioration ne demeure absolument satisfaisante que pendant le traitement, qui, dans tous les cas, doit être assez long. Enfin, il semble que, chez les ovariotomisées, l'extrait d'ovaire total ait donné, pour des raisons faciles à comprendre, de meilleurs résultats que le corps jaune seul,

quoique ce dernier suffise souvent à procurer un très réel
soulagement.

A cet égard, il est assez intéressant de noter la sta-
tistique de JACOBS qui a vu la médication ovarienne
réussir dans la grande majorité des cas : sur 244 femmes
ayant subi des mutilations plus ou moins graves de l'appareil génital, il a relevé 116 guérisons complètes, 48 guérisons passagères, 6 améliorations et seulement 19 échecs.
MOSSÉ, de son côté, signale des résultats du même ordre.

b) *Insuffisances congénitales et pubérales.* — Dans
les premières, caractérisées, on le sait, par la petitesse de
la taille et la faiblesse du poids, par l'absence de règles
ou une menstruation tardive, irrégulière, douloureuse, des
accidents nerveux, souvent pithiatiques, comme dans les
secondes où la dysménorrhée et la chlorose sont les signes
dominants, l'opothérapie ovarienne amène de très bons
effets; elle régularise les époques, calme les douleurs,
combat l'anémie, tonifie et équilibre le système nerveux
(DALCHÉ, JACOBS, JAYLE, MAINZET). Notons aussi
que POCHON recommande l'opothérapie ovarienne chez
les jeunes filles mal réglées, dont le gonflement douloureux
et l'écoulement séreux des seins est en rapport avec une
insuffisance génitale.

c) *Troubles de la ménopause.* — On sait que la
ménopause est accompagnée de tout un ensemble de
troubles organiques d'ordre morphologique et nutritif,
d'ordre nerveux et psychique. Dans ces cas, la médication
ovarienne donne d'excellents résultats. Deux ordres de
symptômes dominent le tableau clinique : des symptômes
circulatoires et des symptômes nerveux, encore que les

premiers relèvent plutôt d'un trouble de l'innervation cardio-vasculaire du pneumogastrique ou du sympathique. Ils sont caractérisés par des bouffées de chaleur, des crises sudorales, de la tachycardie, tandis que les symptômes plus particulièrement nerveux se traduisent par de la dépression, de l'abattement ou de l'irritabilité. Bien souvent, en outre, des phénomènes douloureux accompagnent ces accidents nerveux ou circulatoires, les malades se plaindront de céphalalgies pénibles, de rachialgie, d'épigastralgie. Enfin, très souvent aussi, on constatera des troubles cutanés (dermatoses) ou viscéraux (hémorragies du tube digestif, métrorragies), des malaises digestifs (dyspepsie) ou respiratoires (congestion du poumon, etc.). La difficulté est parfois de rattacher avec certitude l'accident à la cause. « Coïncidence n'implique pas nécessairement relation étiologique, la ménopause ne faisant qu'exagérer des perturbations préexistantes ou rendant manifestement apparentes des imperfections organiques latentes. » (BAUER.) Ces réserves faites, l'opothérapie ovarienne est très efficace quand les troubles relèvent de la cause en soi.

B. *Psychoses.* — Les psychoses d'origine génitale, qu'il s'agisse de psychose pubérale avec agitation, ou confusion mentale ou précoce, de psychoses menstruelles avec délire hallucinatoire mystique ou érotique, de psychose de la puerpéralité ou de la ménopause, avec neurasthénie, mélancolie, hypocondrie, etc., sont naturellement toutes sous la dépendance de l'opothérapie ovarienne ainsi qu'on l'a vu ci-dessus; l'amélioration est lente, un peu inconstante, mais parfois remarquable (TAMBURINI, DALCHÉ, CARNOT, GEACH).

C. *Obésité.* — L'insuffisance ovarienne entraînant presque toujours une tendance marquée à l'obésité, on a prescrit l'extrait d'ovaire chez les femmes obèses pour amener une diminution de poids. LORAND admet, en effet, que l'obésité féminine est souvent en rapport avec une insuffisance ovarienne méconnue. Les résultats ne sont pas toujours très marqués (P. CARNOT). Au contraire dans la maladie de Dercum (adipose douloureuse), SICARD et BERKOWITSCH, RÉNON et A. DELILLE ont obtenu d'excellents résultats en associant l'opothérapie thyroi-dienne à l'extrait d'ovaire.

D. *Tétanie.* — Dans la tétanie des nourrices et la tétanie de la ménopause, DALCHÉ recommande l'opothé-rapie ovarienne qui apporte, sinon la guérison, au moins l'amélioration et l'espacement des crises douloureuses.

E. *Maladie de Basedow.* — En raison de la fré-quence des troubles génitaux (aménorrhée, ménorragies, bouffées de chaleur, instabilité mentale) dans le goître exophtalmique, JAYLE, MURET, DALCHÉ, SELIGMANN, TEISSIER ont prescrit l'opothérapie ovarienne dans la maladie de Basedow et ils en ont souvent obtenu de très bons résultats.

DALCHÉ, relevant dans la littérature médicale les faits de goître exophtalmique avantageusement traités par l'opothérapie ovarienne, incline à croire qu'il s'agit parfois moins d'une maladie de Basedow proprement dite que d'un syndrome basedowiforme dû à une dystrophie ova-rienne ; SAINTON, de son côté, se range à la même hypo-thèse de « basedowisme d'origine génitale ».

F. *Maladies du sang.* — Par suite du retentissement

des troubles ovariens sur la composition du sang, CHAR-
RIN, ETIENNE et DEMANGE, SPILLMANN, MURET,
DALCHÉ, GILBERT et WEIL ont utilisé l'opothérapie
ovarienne dans la chlorose des jeunes filles avec un succès
fréquent. LACHLAN GRAND, dans un cas d'hémophilie
chez un petit garçon, a obtenu, par le même moyen, la
cessation d'hémorragies incoercibles qui s'étaient produites
à la suite d'une blessure.

G. *Ostéomalacie*. — SENATOR, CASTELLEVI, FO-
CHIER, GUÉNIOT ont constaté de bons résultats de l'opothérapie ovarienne dans l'ostéomalacie consécutive à des
grossesses répétées.

H. *Rhumatisme chronique*. — Le rhumatisme chronique et déformant coexistant souvent avec des troubles
des fonctions génitales ou avec la ménopause, DALCHÉ
préconise les extraits d'ovaire ou de corps jaune dans les
cas de manifestations articulaires chez les femmes. Les
résultats sont parfois encourageants, mais il est souvent
nécessaire, pour les rendre plus nets, d'associer à la médication ovarienne l'opothérapie thyroidienne.

I. *Dermatoses*. — SAALFELD avait déjà mentionné les
bons effets de l'opothérapie ovarienne dans les affections
cutanées qui apparaissent au moment de la ménopause.
DUTOIT (de Saint-Louis, U.S.) a repris cette question en
s'inspirant des idées, exposées plus haut, relativement aux
relations du corps jaune et de l'utérus et de l'élimination
arsenicale de ce dernier, et montré que les dermatoses de la
femme, soit au moment de la puberté, soit pendant la
menstruation, la grossesse et la lactation, soit à la ménopause, acné, eczéma, herpès, érythème, etc., sont appelées

à tirer grand bénéfice de l'emploi des extraits d'ovaire ou du corps jaune.

J. *Syndromes pluriglandulaires.* — L'insuffisance ovarienne fait partie de plusieurs d'entre eux.

C'est ainsi qu'on a décrit un syndrome thyrogénital, où le corps thyroïde ainsi que les organes génitaux sont atrophiés, et dont les symptômes importants sont l'anaphrodisie, l'aménorrhée, la tendance du type féminin à la virilisation.

Dans le syndrome thyro-hypophyso-génital, décrit par RÉNON et DELILLE, on note de la dystrophie du squelette, de la polyurie, de la polydipsie.

Dans le syndrome adiposo-génital de FRŒLICH, l'adiposité et l'arrêt de développement des organes génitaux sont les traits essentiels.

Contre ces divers syndromes, on a préconisé un traitement opothérapique complexe, où l'extrait ovarien entre pour une part. On peut administrer plusieurs extraits dans une même préparation. Peut-être cependant est-il préférable de ne pas les mélanger au début. On se rendra ainsi mieux compte des résultats donnés par chacun, ce qui permettra de faire varier à bon escient les quantités respectives de chaque extrait.

XIV

OPOTHÉRAPIE OVULAIRE

LÉCITHINE

(La Lécithine s'obtient à l'état pâteux, elle se présente aussi à l'état pulvérulent divisée dans N parties d'une poudre inerte au 5e ou au 10e.)

Indications Thérapeutiques :

Croissance, Cachexie, Neurasthénie, Diabète, Chlorose et Anémie symptomatique.

Posologie :

De 0 gr. 20 à 0 gr. 30 et davantage dans le Diabète. Tolérance à surveiller chez les tuberculeux. Non toxique.

Formes Médicinales :

DRAGÉES, dosées à 0,05 centigr.
GRANULES, dosés à 2 0/0. — 2 à 4 cuillerées à café par jour.

I. — BIOCHIMIE

Des nombreuses recherches effectuées depuis quelques années sur la constitution de la lécithine, il résulte qu'elle est essentiellement constituée par un éther glycérophosphorique de la choline sans qu'on puisse dire encore si cette base est combinée à un acide glycérophosphorique α ou β. Les deux fonctions alcooliques de la glycérine qui n'ont pas réagi sont éthérifiées par deux radicaux d'acides gras, en l'espèce, l'acide palmitique et l'acide oléique, ainsi qu'il résulte des intéressants travaux effectués par DELE-

ZENNE et FOURNEAU; ces savants, en faisant agir sur ce lipoïde la lécithinase contenue dans le venin de cobra, sont parvenus à obtenir un lipoïde cristallisé, la lysocithine, qui ne renferme plus qu'un seul radical d'acide gras saturé, l'acide palmitique, l'acide oléique qui s'est détaché de la molécule se retrouvant en totalité dans les eaux mères.

La lécithine est une substance blanche quand elle est tout à fait pure, elle est soluble dans la plupart des solvants organiques sauf l'acétone. Elle est autooxydable par suite de la fixation d'oxygène sur les acides non saturés, oxydabilité qui paraît être sous la dépendance d'un ferment métallique : le fer. En solution alcoolique, elle est rapidement alcoolysée par l'acide chlorhydrique. Elle forme des complexes avec de multiples substances, et cette faculté d'entrer en relation avec divers corps n'est pas des moins intéressantes. Avec l'albumine en particulier, elle se combine en donnant des lécithalbumines qui ne sont dissociables qu'après traitement par l'alcool. Elle semble également entrer en relation avec la glucose, la cholestérine.

Pour l'obtenir tout à fait pure, on adoptera la méthode de LEVENE. L'extrait alcoolique d'œuf est épuisé à l'acétone; on abandonne le précipité qui renferme une proportion notable de céphaline, tandis que la liqueur acétonique, qui ne contient guère comme graisse phosphorée que de la lécithine, est additionnée de chlorure de cadmium; le complexe salin et lécithiné ainsi obtenu est purifié par recristallisation dans un mélange d'alcool et d'acide acétique, la combinaison traitée par le carbonate d'ammoniaque fournit la lécithine pure.

On pourra utiliser, pour caractériser le produit obtenu,

la méthode de LEVENE d'hydrogénation par le palla-
dium. Il en résulte des hydrophosphatides très stables,
cristallisés et faciles à identifier.

II. — PHYSIOLOGIE

Nous avons vu, au chapitre précédent, que la sécrétion externe de l'ovaire est essentiellement représentée par
l'ovule ou œuf. Cet œuf étant destiné, quand il a été
fécondé, à pourvoir au développement de l'embryon, possède une composition spéciale, caractérisée par l'abondance
des réserves nutritives, c'est à dire des matériaux à l'aide
desquels le jeune être construit ses tissus et ses organes.
Dans cette composition doivent donc entrer toutes les substances indispensables à la vie et au fonctionnement des
cellules et sous la forme la mieux appropriée à ce rôle.
On comprend dès lors pourquoi les œufs constituent non
seulement des aliments complets de haute qualité, mais
encore, à certains égards, un agent opothérapique précieux.

Cependant, tous les œufs ne sont pas également riches
en réserves : ceux des vivipares le sont naturellement
beaucoup moins que ceux des ovipares, puisque les premiers
ne fournissent que les éléments du développement initial,
tandis que les seconds doivent satisfaire au développement
total jusqu'à la naissance.

Presque tous les œufs comestibles d'ovipares peuvent
être utilisés pour la préparation des produits opothérapiques, abstraction faite de la toxicité qu'ils présentent
parfois, mais, en général, c'est à l'œuf de poule que l'on
donne la préférence.

Deux parties principales sont à distinguer dans l'œuf
de poule, le blanc et le jaune. Le blanc est composé d'al-

bumines (ovalbumine, ovoglobuline, fibrinogène), d'eau et de matières salines; le jaune (ou vitellus) contient un grand nombre de substances, des albumines, des nucléo-protéines et des nucléines riches en phosphore, des corps gras et des lipoïdes, cholestérine et surtout lécithine, enfin, une matière riche en fer, l'hématogène de BUNGE.

Parmi ces substances, deux méritent de retenir l'attention au point de vue opothérapique.

En premier lieu l'hématogène. C'est un corps phos-phoré renfermant 0,45 p. 100 de fer, mais non une nucléine. HUGOUNENCQ la considère comme une hémo-globine non différenciée, capable de fournir ultérieurement au petit poulet l'hémoglobine de ses globules rouges. D'après BUNGE, il s'assimile avec facilité tout en gardant son individualité; il pourrait donc représenter un des meilleurs agents opothérapiques contre le syndrome ané-mique, si son extraction n'était difficile et coûteuse. Aussi y a-t-il intérêt à prescrire le jaune d'œuf en nature, ce qui revient à un simple procédé de diététique.

La lécithine est très abondante dans le jaune d'œuf, qui en contient 6,80 p. 100; elle est encore plus répandue dans le système nerveux et surtout dans la substance blanche du cerveau, qui en renferme jusqu'à 11 p. 100, car elle entre dans la composition de la myéline des gaines des cylindraxes. La lécithine opothérapique doit provenir uniquement du jaune d'œuf, celle du cerveau étant accom-pagnée de cérébrosides phosphorés thérapeutiquement inactifs.

Les propriétés de la lécithine ont été tout d'abord étudiées par DANILEWSKI, qui montra que cette substance accélère la croissance des animaux, augmente le nombre des globules rouges et leur teneur en hémoglobine, excite l'appétit et l'activité, élève notablement le taux des échanges et, notamment, le coefficient d'oxydation azotée, et la courbe du poids. Ces résultats ont été confirmés par DESGREZ et ALI KAKY, GILBERT et FOURNIER, et même chez l'adulte, par BEAUCHAMP; CHABRIÉ, puis DESGREZ ont établi en outre que l'accroissement de poids, chez les jeunes, est dû, non au dépôt de graisse dans les tissus, mais au développement du squelette, qui se calcifie mieux, et du système nerveux; BILLON et STASSANO que la lécithine augmente la résistance globulaire et provoque une leucocytose marquée, riche surtout en mononucléaires, qui se gorgent de granulations lécitiques et servent à les véhiculer jusqu'aux cellules qui les utilisent; enfin DANILEWSKI et LIPCHITZ qu'elle accroît le tonus-vasculaire, l'énergie des contractions cardiaques, l'excitabilité et la contractilité musculaires, et peut conduire à un certain degré d'agitation et de nervosité. Il faut conclure de là que la lécithine est un excitant puissant de la nutrition et du métabolisme en général.

L'organisme peut-il tirer parti de cette propriété pour lutter avec plus d'avantage contre les infections consomptives et spécialement la tuberculose? CLAUDE a tenté l'expérience sur des cobayes tuberculisés et il a observé que les animaux lécithinés avaient une survie plus longue et tendaient à scléroser leurs lésions, encore que cependant elles restèrent virulentes. Il y a donc affirmation de la réaction défensive sans action antiinfectieuse.

Signalons enfin le pouvoir de la lécithine et des autres lipoïdes de fixer électivement mais temporairement les anesthésiques, pouvoir que l'on a cherché à utiliser pour combattre la narcose chloroformique ou éthérique, ainsi que nous le verrons plus loin.

L'ovalbumine du blanc d'œuf n'a pas d'emploi opothérapique, car elle ne se recommande que par ses qualités plastiques. Cependant on l'emploie quelquefois pour
fixer en combinaison organique et rendre plus assimilables
certains corps, comme le fer (voir *opothérapie hématique*)
et l'iode. Mais alors les propriétés thérapeutiques de la
combinaison dépendent surtout du corps ainsi fixé.

II. INDICATIONS THERAPEUTIQUES

A. *Croissance*. — MUGGIA, LANCEREAUX et PAU-
LESCO, CARRIÈRE et BOULANGER, chez les enfants à
développement lent et retardé, ont obtenu, par l'administration de la lécithine, une augmentation toujours appréciable du poids et de la taille et l'amélioration des
échanges nutritifs. Les mêmes résultats ont été obtenus par
ALBERT ROBIN et ses élèves avec le glycérophosphate
de chaux à la condition qu'on en administre des doses
suffisantes, jusqu'à 1 gramme et plus par jour.

B. *Etats cachectiques*. — Chez les vieillards, TOU-
PET, ARIÈS, SÉRONO, COYON ont prescrit la lécithine
dans le but de relever les forces physiques et d'améliorer
l'état nerveux et intellectuel. Les résultats ont été satisfaisants et la lécithine a paru produire un effet tonique
général.

C. *Neurasthénie et dépression nerveuse*. — DANI-
LEWSKI d'abord, puis SÉRONO, GILBERT et FOURNIER,
HARTENBERG, HUCHARD, L. LÉVI, BEAUCHAMP, etc.,
ont constaté que la lécithine donne, dans tous les états
nerveux dépressifs, un coup de fouet qui se traduit par la
restauration de l'appétit et du sommeil, le retour des

forces, la reprise de l'activité physique et mentale, et même une certaine excitation qui s'accuse surtout quand on a recours aux injections d'huile lécithinée. SÉRONO la préconise aussi contre l'asthme et FIESSINGER a réussi, avec des injections hypodermiques quotidiennes de lécithine prolongées pendant deux mois, à améliorer considérablement un cas d'asthme neurasthénique. L'ingestion ne paraît pas déterminer d'excitation suivie de période dépressive. Cette amélioration générale a été également observée à la suite de l'administration des glycérophosphates de chaux et de magnésie, mais elle est plus lente à se produire; elle n'amène jamais d'agitation ni d'excitation. Une des caractéristiques de ces deux traitements est la modification des échanges urinaires, par disparition de l'élimination exagérée des phosphates.

D. *Diabète.* — LANCEREAUX et PAULESCO, HUCHARD, BEAUCHAMP modèrent et même arrêtent la dénutrition des diabètes graves, pancréatiques, au moyen de lécithine en ingestion à la dose de 1 gramme et plus par jour. Le sucre diminue, le poids augmente, les forces reprennent. D'après A. ROBIN, on constaterait des effets comparables avec les glycérophosphates associés à l'antipyrine et à l'arsenic.

E. *Tuberculose.* — Les résultats de l'emploi de la lécithine dans la tuberculose sont aujourd'hui discutés. CLAUDE et ALI ZAKY, GILBERT et FOURNIER, HUCHARD et BERGOUIGNAN, LANCEREAUX, BEAUCHAMP, etc., avaient d'abord observé des faits intéressants: reprise du poids et des forces, diminution de la toux et de l'expectoration. Mais depuis, les résultats n'ont pas paru très durables et il a semblé que la lécithine avait tendance à

accroître l'éréthisme et à produire la fièvre, par conséquent
à augmenter à la longue la consomption. Chez les tuberculeux fébriles, il ne faut donc user de la lécithine qu'avec
prudence ; c'est plutôt dans les tuberculoses torpides qu'elle
trouvera son emploi.

F. *Chlorose et anémies symptomatiques.* — SÉRONO,
TONELLI, BEAUCHAMP, FRITZ, WILEZWISKI ont rapporté plusieurs cas de chlorose ou d'anémie consécutive
à des infections (syphilis, malaria, cancer) ou à des hémorragies (hématémèses, ménorragies) améliorés ou arrêtés
par la lécithine, en injection ou en ingestion. Il y eut
néoformation d'hématies, augmentation de l'appétit et du
poids. Toutefois, dans les hémorragies des tuberculeux, on
doit prescrire des doses faibles et surveiller attentivement
le malade.

G. *Narcose.* — On a cherché a expliquer le phénomène de la narcose en supposant que l'anesthésique se
combine temporairement avec les lipoïdes du cerveau.
Cette hypothèse admise, NERKING a proposé d'administrer la lécithine pour supprimer les effets secondaires du
chloroforme, de l'éther, de la morphine, du chloral, etc.,
ces corps se combinant à elle et dégageant ainsi les lipoïdes
cérébraux : d'où cessation rapide des phénomènes de narcose. Malgré les expériences assez concluantes de NER-
KING, l'application à l'homme n'a pas encore été suffisamment faite pour qu'on puisse formuler une conclusion
ferme. A titre préventif contre les accidents de l'anesthésie,
le glycogène, comme on l'a vu, semble actuellement pré-
féré.

XV

OPOTHÉRAPIE MAMMAIRE

MAMELLINE

(Mamelle de la vache desséchée à froid dans le vide et pulvérisée)

Indications Thérapeutiques :

Lactation, Fibromes hémorragiques, Troubles génitaux, Développement esthétique de la poitrine.

Pharmacologie et Posologie :

FORME SOLIDE

OPO-MAMELLINE : 1 gr. = 8 gr. de glandes mammaires de vache. En *cachets* de 0,25, 0,50 et 1 gr. ; 2 à 4 par jour. *(Boîtes* de 12 et 24 cachets.)

I. PHYSIOLOGIE

La fonction des glandes mammaires est de sécréter du lait, fonction intermittente que paraissent régler des hormones d'origine génitale. Ces organes, spongieux, présentent un grand nombre de petites cavités, les acini, revêtues d'un épithélium à deux assises, l'assise myo-épithéliale et l'assise glandulaire dont l'aspect varie suivant l'état du fonctionnement. A la période sécrétoire, les cellules de l'assise glandulaire grossissent et se remplissent de granulations graisseuses ; elles se rompent finalement et déversent dans la lumière des acini qui aboutissent aux canaux galactophores, le produit de leur sécrétion, le lait.

Nous avons dit que cette sécrétion est intermittente; elle n'apparaît que sous certaines influences et principalement celle de la grossesse. Il y a donc une relation entre l'activité génitale et l'activité mammaire. Cette relation était connue depuis longtemps, mais c'est STARLING qui en a précisé le mécanisme. Il a montré, en effet, que si on injecte des extraits placentaires ou fœtaux à des femelles vierges, les mamelles de celles-ci se développent et peuvent donner du lait; il en a conclu que l'activité mammaire est déclanchée par des hormones parties du fœtus et de ses enveloppes nourricières, à l'exclusion sans doute des ovaires, puisque l'ablation tardive de tous les organes génitaux (utérus, trompes et ovaires) d'une femelle pleine n'empêche pas la sécrétion lactée de s'établir, tandis que l'ablation précoce amène la régression et l'atrophie des glandes mammaires. Mais cette conclusion est, en partie, contredite par l'observation et par l'expérience. On sait que les seins gonflent et peuvent laisser couler du colostrum au moment des périodes menstruelles; et, en outre, HÉRAR, HALBANI, KNAUER ont établi que l'extirpation de l'ovaire entraîne l'atrophie des glandes mammaires qui reprennent leur développement si, chez les femelles ovariotomisées, on réussit à greffer un fragment d'ovaire. Il faut admettre, par suite, que la sécrétion lactée est sous l'influence non seulement des hormones placentaires et fœtales, mais aussi des hormones ovariennes.

Mais la glande mammaire elle-même n'est pas sans retentissement sur l'appareil génital, attendu que la lactation supprime les règles, comme s'il y avait, suivant POCHON, un certain antagonisme entre la congestion génitale et l'activité mammaire. C'est cette considération qui est la base des applications de l'opothérapie mammaire.

II. INDICATIONS THERAPEUTIQUES

A. *Lactation.* — Partant de cette idée fondamentale que les extraits d'organe sont les excitants de la fonction homologue, PRIP, puis PRYOR et POCHON administrèrent à des nourrices, dont la sécrétion lactée était insuffisante, soit des mamelles de vache en nature, soit des extraits mammaires. Cette médication a paru effectivement accroître la quantité de lait, mais seulement d'une manière temporaire, car, si le traitement était interrompu, la déficience réapparaissait.

B. *Troubles génitaux, hémorragies, fibromes, etc.* — POCHON a constaté que l'extrait mammaire régularise les règles et arrête les hémorragies et les métrorragies ; il se produit en même temps une congestion des seins qui se gonflent et deviennent sensibles. BATUAUD surtout, par le moyen de cette opothérapie, a réussi à empêcher et à arrêter des hémorragies et des métrorragies, mais il recommande d'agir avec précaution parce que certaines femmes sont tellement sensibles, que l'extrait mammaire, au bout de quelques jours d'usage, peut retarder notablement ou même supprimer les règles. Enfin BELL a obtenu certains résultats en employant cette médication contre les fibromes utérins, mais W. CROUZE, dans des cas semblables, a enregistré quelques échecs.

XVI

OPOTHÉRAPIE PLACENTAIRE

PLACENTINE

(Placenta de vache ou de brebis, desséché à froid dans le vide et pulvérisé.)

Indications Thérapeutiques :

Lactation, Anémie, Troubles utérins, en association avec la Mamelline dans les soins hygiéniques de beauté.

Pharmacologie et Posologie :

FORME SOLIDE

OPO-PLACENTINE : 1 gr. = 6 gr. placenta frais de vache. En *cachets* de 0,25, 0,50 et 1 gr.; 2 à 4 par jour.
(*Boîtes* de 12 et 24 cachets.)

FORME LIQUIDE

EXO-PLACENTINE : 10 gr. = 5 gr. placenta frais de vache. 2 à 4 cuillerées à dessert par jour.
(*Flacon* de 150 cent. cubes.)

AMPOULES DE PLACENTINE : 1 c.c. = 0,25 d'organe frais.

GALACTOGENE BYLA (*Poudre*). — 3 à 4 cuillères à café par jour, délayées dans un peu de lait sucré. Le Galactogène Byla est constitué par un mélange de Placentine, de Mamelline et de poudre de feuilles de Galéga, il favorise la sécrétion lactée par son action nutritive et excitante sur les cellules des glandes mammaires.

I. PHYSIOLOGIE

Le placenta est un organe complexe, constitué aux dépens de la caduque sérotine pour sa partie maternelle et du chorion de l'œuf pour sa partie fœtale. Au moment de l'accouchement, il présente, au dessus de l'amnios, une plaque choriale, puis la zone d'enchevêtrement des parties maternelle et fœtale, lacs sanguins, cloisons, villosités choriales avec leur couche plasmodiale, et enfin la caduque qui les recouvre comme d'une toile. Mais le réseau circulatoire du placenta maternel est clos de même que le réseau circulatoire du placenta fœtal, de telle sorte qu'il n'y a pas mélange des sangs, mais seulement contiguité avec échanges à travers l'épithélium.

LETULLE et NATTAN-LARRIER considèrent les cellules plasmodiales à noyaux multiples comme des éléments glandulaires et ils y ont décrit des granulations, lesquelles seraient l'expression d'une sécrétion interne se déversant dans le sang maternel pendant la grossesse. De cette sécrétion résulteraient les hormones qui agissent sur les fonctions mammaires et toni-musculaires.

D'ailleurs le placenta paraît extrêmement riche en ferments. CHARRIN et GOUPIL, SAVARÉ surtout y ont en effet découvert une amylase, une monobutyrase, une désamidase transformant en ammoniaque beaucoup d'acides amidés et d'amines, de l'érepsine. SAVARÉ y a noté en outre la présence d'un ferment protéolytique, non reconnu par CHARRIN et GOUPIL, mais il n'y a retrouvé ni invertine, ni tyrosinase, ni aldéhydase. Il est évident que ces divers ferments interviennent dans les échanges intenses qui se font entre le placenta maternel et le placenta fœtal, d'autant que, dans l'organe, s'accumulent d'importantes réserves nutritives : protéines, graisses, glycogène, fer, etc., qui doivent s'élaborer au fur et à mesure des besoins de l'embryon.

Mais cette fonction placentaire d'échanges et de réserves n'est pas la seule; ainsi qu'on l'a indiqué plus haut, il en existe une autre, proprement endocrinienne, que met en évidence l'action des sucs et extraits.

D'après DIXON et TAYLOR, ces sucs déterminent d'abord un léger abaissement, puis ensuite une augmentation nette de la pression sanguine, comparable à celle de l'adrénaline, mais moins brutale et d'effet plus durable; en outre, ils agissent sur l'utérus gravide (mais non sur l'utérus vide) pour accroître son tonus musculaire, ce qui fait supposer aux auteurs précédents que le placenta, arrivé à son plein développement, sécrète une substance qui, en excitant les muscles utérins et les vaisseaux, facilite ou provoque l'accouchement normal. En outre, et nous avons déjà mentionné ce point en parlant de l'opothérapie mammaire, STARLING et Mlle LANE-CLEYPON ont établi que le suc placentaire produit chez des femelles vierges le gonflement et l'hypertrophie des mamelles, comme dans la gravidité. Toutefois il n'en serait pas tout à fait de même dans l'espèce humaine où la montée de lait n'a lieu qu'après l'accouchement. Suivant HILDEBRAND, l'hormone placentaire exciterait la prolifération des cellules glandulaires des seins, mais non leur sécrétion, laquelle n'apparaît que lorsque le placenta a été éliminé. Il n'en est pas moins vrai, et BOUCHACOURT l'a montré, que l'extrait placentaire, en entretenant la prolifération glandulaire, favorise la sécrétion lactée, ce qui explique que presque toutes les femelles mangent leur arrière faix et que celles qui ne le mangent pas ont une lactation moins abondante et moins longue. HAMMETT, qui est revenu récemment sur cette question, n'admet pas cette manière de voir; il croit que l'extrait placentaire n'a qu'une faible influence sur l'hypertrophie et la sécrétion mammaire mais que, passant dans le lait de la nourrice, il peut stimuler la croissance de l'enfant. Enfin BOUCHACOURT a aussi signalé l'action aphrodisiaque du placenta, employé dans ce but chez les animaux et les Chinois et dont l'usage est peut-être basé sur ce fait que le rut des femelles qui ont mangé leur arrière faix suit de très près la mise bas. Mais aucune expérience concluante n'est venue confirmer cette prétendue propriété.

II. INDICATIONS THERAPEUTIQUES

A. *Lactation*. — BOUCHACOURT et BRINDEAU ont employé avec succès l'opothérapie placentaire comme galactogogue chez les nourrices dont le lait était insuffisant, mais ils recommandent de prescrire des doses assez considérables et aussitôt que possible après l'accouchement. Il importe en outre de continuer longtemps le traitement, car la sécrétion lactée a tendance à diminuer de nouveau quand on le suspend. CARBONNEL, BLATIN, REYGONDAUD, KEUFFER, ACCONCI, BELECKE, etc., ont confirmé les résultats précédents et ont constaté que la quantité du lait double et triple sous l'influence de cette médication.

B. *Anémies*. — La masse sanguine augmentant au cours de la grossesse, on a pensé que les sécrétions placentaires devaient y être pour quelque chose. Mais les expériences de P. CARNOT n'ont pas fourni la preuve d'une action hématopoïétique quelconque.

C. *Troubles utérins*. — Sur la dysménorrée et les douleurs qui accompagnent les règles, l'action de l'opothérapie placentaire est très peu marquée, ainsi que l'a noté BRINDEAU, mais ISCOVESCO en a obtenu des résultats favorables dans les métrites hyperplasiques consécutives à l'accouchement.

XVII

OPOTHÉRAPIE THYROIDIENNE ET PARATHYROIDIENNE

THYROIDINE

(Corps thyroidien du mouton desséché à froid dans le vide et pulvérisé.)

Indications Thérapeutiques :

Myxœdème, Infantilisme, Goître, Diathèses, Dermatoses, Troubles divers.

Pharmacologie et Posologie :

FORME SOLIDE

OPO-THYROIDINE : 1 gr. = 4 gr. thyroïde fraîche de mouton. En *cachets* de 0,05 et 0,10; 2 à 4 par jour. *(Boîtes* de 12 et 24 cachets.)

FORME LIQUIDE

EXO-THYROIDINE : 10 gr. = 3 gr. thyroïde fraîche de mouton. 1 à 2 cuillerées à café par jour. *(Flacon* de 75 cent. cubes.)
AMPOULES DE THYROIDINE : 1 c.c. = 0,25 d'organe frais.

THYRATOXINE

(Thyroïdine débarrassée de ses toxolipoïdes et de ses toxamines.)

Indications Thérapeutiques :

De la Thyroïdine du commerce.

Posologie :

La *Thyratoxine* s'administre en pastilles, dosées à 0 gr. 025, correspondant à 0 gr. 125 de glande fraîche. Chez l'enfant, il faut commencer par une 1/2 pastille, par une pastille chez l'adulte, puis arriver progressivement, par paliers de 8 à 10 jours, à 6, 8 et 10 pastilles, suivant les cas, avec des interruptions variables. Mais on n'oubliera pas qu'il y a toujours une période de latence dans l'action de la médication thyroïdienne et qu'on ne peut en noter les effets favorables qu'au bout d'une ou deux semaines et parfois davantage.

PARATHYROIDINE

*(Glandes pàrathyroïdiennes desséchées à froid dans le vide
et pulvérisées.)*

Indications Thérapeutiques :
Goître exophtalmique et Accidents convulsifs divers, Tétanie,
Eclampsie, Epilepsie.

Posologie :
De 1 à 3 centigr. une ou deux fois par jour. Toxique.

Formes Médicinales :
CACHETS. — En boîtes de 12 et 24 cachets, dosés à 0,005 de
principe mélangé à Q. S. de poudre inerte.

BIOCHIMIE

Parmi les matières inorganiques que la thyroïdine
renferme, il faut citer en première ligne l'iode, qui y a
été découvert par BAUMANN et ROOS, mais la proportion
de ce métalloïde paraît très variable et dépend surtout,
tant chez l'homme que chez les animaux, de la richesse
de l'alimentation en iode. C'est la raison pour laquelle
la thyroïde des moutons dits de prés-salés contient sensiblement plus d'iode que celle des autres ovidés. Dans
les affections thyroïdiennes, les goîtres, cette même teneur
varie également beaucoup, quoiqu'elle soit assez souvent
inférieure à la normale. Néanmoins, les thyroïdes restent
alors capables de fixer l'iode ingéré. BAUMANN et ROOS
ont pensé avoir isolé la combinaison iodo-organique et
par conséquent le corps actif de la thyroïde, sous le nom
de *iodothyrine* ou *thyroïodine*, substance azotée renfermant
9 à 14 0/0 d'iode et 0,5 à 0,7 de phosphore, donnant
la réaction xantho-protéique, mais non celle du biuret.

Actuellement, l'iodothyrine est considérée comme un corps non chimiquement défini.

Il importe, en effet, de mentionner ici les beaux travaux de KENDALL et de ses élèves parus tout récemment (1920) en Amérique; ce savant est parvenu à isoler de la thyroïde un composé cristallisé renfermant 60 0/0 d'iode et qu'il a dénommé thyroxine; mais il ne saurait être question encore de pouvoir utiliser en thérapeutique ce composé, puisqu'il a fallu 3.275 kilos de glandes fraîches pour isoler 35 grammes de produit cristallisé; il ne semble pas d'ailleurs que ce soit la seule substance iodée existant dans la glande, car au cours de la préparation longue et compliquée, précipitent des complexus riches en iode.

La thyroxine est un acide 4-5-6 hydro, 4-5-6 iodo, 2 oxy-β indol propionique; au point de vue quantitatif, KENDALL a établi que pendant les trois premiers mois de l'année, la teneur des glandes en thyroxine est très faible et que l'extraction en est impraticable à cette époque. La teneur en thyroxine augmente de 400 0/0 pendant les mois d'été, c'est à ce moment qu'il faut traiter les glandes pour en extraire la substance halogénée. Nous avons tenu à insister sur cette question pour bien montrer combien l'isolement des principes actifs des sucs animaux est un problème encore délicat et complexe, et combien elle a fait peu de progrès depuis la découverte de l'adrénaline par TAKAMINE dans les glandes surrénales. La glande thyroïde renferme en outre une proportion notable de phosphore, comme on l'a vu, et fixe facilement l'arsenic, ainsi que l'a montré A. GAUTIER, et même le brome, qui se comporte alors comme l'iode.

De plus, d'après OSTWALD, le suc vésiculaire contiendrait deux corps : une thyréoglobuline, qui peut être iodée ou non (chez les jeunes et dans certains goîtres) et une nucléoprotéïde riche en phosphore. La première, voisine de la thyroïdine, que NOTKINS considère comme la véritable sécrétion de la glande, donne par dédoublement l'iodothyrine de BAUMANN et ROOS et est très active en injections (DE CYON), mais elle ne fixerait l'iode qu'après son élaboration. La seconde au contraire est inactive, ne contient pas d'iode, mais renferme 0,16 p. 100 de phosphore et est très apte à fixer l'arsenic sous forme de nucléines arsenicales (A. GAUTIER). On trouve aussi dans la thyroïde, des leucomaïnes, de la choline, des lipoïdes toxiques (ISCOVESCO) qui seraient la cause des accidents cardiaques (tachycardie) et qu'il considère comme des corps antagonistes, ou des antithyroïdines, et enfin des ferments oxydants (BOURQUELOT et LÉPINOIS).

De la composition des parathyroïdes, il n'y a rien à dire. D'après GLEY et BOUSQUET, l'iode y serait souvent plus abondant que dans la thyroïde; CHENU et MOREL ont cependant observé le contraire.

I. PHYSIOLOGIE

La glande thyroïde, située en avant du larynx, est un organe à évolution continue, dérivant de l'épithélium pharyngien en trois bourgeons qui se fusionnent; ce bloc est ensuite découpé par le tissu conjonctif en lobes, lesquels comportent une série de vésicules, dont la paroi est formée d'une part de cellules principales polyédriques à cytoplasma clair et, de l'autre, de cellules colloïdes polymorphes, moins nombreuses à cytoplasme opaque chargé de granulations. Cette paroi enclot une cavité ovoïde remplie d'un liquide épais, incolore ou jaunâtre, qui passe dans les lymphatiques et serait le produit de sécrétion élaboré et actif des cellules thyroïdiennes, contrairement à l'opinion de LEWANDOWSKY qui n'y voit qu'une prosécrétion. A noter que la partie glandulaire se réduit avec l'âge et que, chez le vieillard, elle tend à disparaître, étouffée qu'elle est par les éléments conjonctifs.

Avec la thyroïde, il faut mentionner les para-thyroïdes, décrites par SANDSTROM en 1880, petits organes très richement vascularisés et constitués par des cellules principales et des cellules à granulations éosinophiles; les uns sont au voisinage de l'artère thyroïdienne supérieure, les autres à proximité de l'artère thyroïdienne inférieure.

Bien que nous ne sachions pas encore parfaitement quels sont les principes actifs des glandes thyroïdes et parathyroïdes, l'action physiologique et pathologique de leur sécrétion interne n'en est pas moins très nettement établie par l'expérience et la clinique. GULL (1873), ORD (1878) établirent d'abord les relations entre l'insuffisance thyroïdienne et le myxœdème, puis BOURNEVILLE entre cette insuffisance et l'idiotie myxœdémateuse et les troubles de croissance, enfin REVERDIN (1882) et KOCHER (1883) entre l'extirpation totale des goîtres et le myxœdème opératoire. A partir de 1890, les expériences de GLEY, HORSLEY et TIZZONI, BALLET et ENRIQUEZ, VASSALE, etc., sur les glandes thyroïdiennes et parathyroïdiennes amenèrent peu à peu les mêmes constatations que nous allons résumer.

Deux phénomènes caractérisent les suites de la thyroïdectomie totale chez l'adulte, la tétanie et le myxœdème avec manifestation de l'idiotie crétinoïde. Chez le jeune en voie de croissance, il se produit un arrêt du développement, avec sécheresse et œdème de la peau, face en

« pleine lune », anémie, petitesse et déformation du squelette et de l'appareil génital, obtusion progressive de
l'intelligence.

Quelle est l'origine d'accidents cliniques aussi différents? Ici, les opinions sont loin de concorder; elles sont
d'ailleurs si nombreuses que nous nous contenterons d'énumérer les principales. Pour VASSALE et GÉNÉRALI,
MOUSSU, ROUXEAU, etc., la déficence thyroïdienne entraîne le myxœdème, la déficence parathyroïdienne, la
tétanie. Pour GLEY, l'opposition serait moins tranchée, et
les accidents ne se déclancheraient que par l'ablation
totale thyroïdienne et parathyroïdienne. Dans tous les cas,
la thyroïde aurait surtout un rôle trophique, les parathyroïdes un rôle antitoxique. En vue de vérifier cette manière
de voir, beaucoup d'expériences ont été tentées, dont le
résultat, au surplus, est parfois contradictoire. Nous re-
tiendrons cependant quelques faits, ceux de FROMMER,
de VANDERLINDEN, de VASSALE, qui montrent que les
accidents de parathyroïdectomie peuvent n'apparaître que
longtemps après l'opération, à l'occasion d'une gestation,
par exemple, ce qui laisse supposer que les parathyroïdes
détruisent certains poisons fabriqués notamment par le
placenta. Toutefois LANGE, MICHELSON, JEANDELIZE
ont montré que la thyroïdectomie suffit, seule, à produire
les mêmes phénomènes. En outre, GLEY, MOUSSU, HOF-
MEISTER notent que l'ablation des thyroïdes est suivie de
l'hypertrophie des parathyroïdes, lesquelles, suivant
VINCENT et JOLLY, évoluent alors histologiquement vers
le type thyroïdien; elles seraient donc, comme le pensaient
SANDSTROM et HORSLEY, des thyroïdes embryonnaires.
Pourtant, à l'appui de la spécificité sécrétoire, et en
quelque sorte de l'antagonisme de ces deux sortes de

glandes, RUDINGER, d'une part, CHARRIN et MOUSSU de l'autre, font valoir que l'opothérapie parathyroïdienne agit favorablement sur l'hyperthyroïdie (myxœdème). Enfin PARHON et WRIGHT, MAC CALLUM et VŒGTLIN ont appelé l'attention sur le rôle de la thyroïde dans le métabolisme du calcium. Pour eux, la tétanie serait imputable au défaut de fixation des sels calciques, consécutif à la parathyroïdectomie. En effet, on a pu améliorer et même guérir, par l'administration massive de sels de calcium, non seulement la tétanie, mais aussi la cachexie *strumiprive* consécutive à l'ablation totale de l'appareil thyroïdien. Ces faits sont à rapprocher des constatations de LÉOPOLD-LÉVI et de H. DE ROTHSCHILD qui ont observé que l'opothérapie thyroïdienne a une action nettement équilibrante et tend à relever les divers appétits (digestif, mental, sexuel), propriété générale de l'appareil thyroïdien à laquelle ils donnent le nom de fonction orérogène.

En résumé, le pouvoir trophique et antitoxique des sécrétions internes de l'appareil thyroïdien paraît certain, mais nous ne savons pas, dans ce pouvoir, faire exactement le départ entre ce qui appartient à la thyroïde proprement dite ou aux parathyroïdes. C'est une des raisons pour lesquelles l'opothérapie emploie de préférence l'extrait de l'appareil thyroïdien total. L'étude des propriétés physiologiques de cet extrait ou suc, que nous allons résumer brièvement, précisera les données générales qui précèdent.

La toxicité des préparations thyroïdiennes, signalée par STABAL, etc., semble toute relative, en ce sens qu'on ne l'observe guère avec les organes en nature consommés très frais dès le début (CH. BOUCHARD, MURRAY, HORSLEY). Du reste GHEDINI a remarqué justement que des

accidents toxiques semblables s'observent avec les préparations du pancréas, du thymus, etc., et GRÉGOR que ces
accidents deviennent d'autant plus rares que la préparation industrielle s'est perfectionnée davantage. LANG les
attribue donc à la décomposition des substances glandulaires, plus rapide encore pour la thyroïde que pour les
autres glandes. Cette notion a été précisée par BYLA,
dont les expériences ont établi que la toxicité est due
principalement aux produits d'autolyse et réside surtout
dans ses lipoïdes. Pour avoir une préparation atoxique,
il convient donc d'opérer rapidement sur des glandes
très fraîches et de les débarrasser de leurs bases et de
leurs lipoïdes.

D'une manière générale, le suc thyroïdien abaisse la
pression artérielle et accélère le rythme cardiaque (SCHŒ-
FER, DE CYON et OSWALD, HASKOVEC), mais le rôle
de ses différents constituants dans cette action est mal
défini ; la thyréoglobuline sans l'iodothyrine, augmente
l'excitabilité du vague, des dépresseurs et des vaso-dilatateurs, abaisse celle des accélérateurs et des vaso-cons-
tricteurs ; la thyréoglobuline sans iode n'a pas d'effet.
D'après LOHMANN et GAUTRELET, l'action hypotensive
serait due à la choline. Il est vrai que pour GUINARD,
l'hypotension est transitoire et que, pour LIVON et
HEINATZ, elle n'existe pas, le suc thyroïdien étant plutôt
hypertenseur. D'autre part, HEINATZ, HASKOVEC, GUI-
NARD et MARTIN ont établi que l'injection de ce suc est
suivie d'une accélération du rythme cardiaque. De tout
cela FURTH conclut à une action hypotensive incontestable,
due à la choline et par conséquent non spécifique.

Le suc thyroïdien produit une perte de poids (VOIT,
ECKE, ORGLER), mais cette perte tient à l'utilisation et

l'élimination des réserves (graisses, mucines), car au contraire, l'albumine et les matières minérales sont fixées en
plus grande abondance (LABBÉ et FURET). Suivant les
cas, l'opothérapie thyroïdienne peut donc produire l'amaigrissement (obèses) ou l'engraissement (maigres). Chez
les obèses et les myxœdémateux, il y a amélioration sensible des échanges, de 25 à 50 p. 100, d'après BERG-
MANN, RUBNER. Cependant ORGLER a fait remarquer
que le bilan nutritif devient négatif si on administre la
thyroïde à doses très fortes, et VIDAL et JAVAL ont cité
le cas d'un myxœdémateux, qui, en cette occurence, a
maigri sensiblement au dépens de ses albumines. L'azoturie serait alors le signe du début de l'intoxication. Notons
que le suc thyroïdien paraît augmenter le nombre des
globules rouges (LEBRETON, MATOUR) et la diurèse
(ANDERSEN et BERGMANN, ORGLER, etc.) ; il favorise
aussi la leucocytose et élève l'index opsonique (MARBÉ).

Nous avons vu tout à l'heure que les fortes doses de
thyroïde ne sont pas sans inconvénient et on s'est demandé
si elles ne peuvent pas produire un syndrome d'hyperthyroïdie. En effet, BALLET et ENRIQUEZ, LANG, EP-
PINGER, FALTA, FURTH et SCHWARTZ, LÉPINE, etc.,
ont constaté que le suc thyroïdien en quantité notable
détermine chez les animaux, de la tachycardie, des trem-
blements, de la dyspnée, une agitation accentuée, puis de
l'amaigrissement, de la diarrhée, de l'albuminurie, un état
de torpeur, enfin parfois une légère exophtalmie et même
du goître. Chez l'homme, des effets à peu près semblables
ont été signalés par FERRANINI, BOINET, L. LÉVI, et
DE ROTHSCHILD, HERAY, L. RÉNON et d'autres. Les
troubles produits se groupent en trois catégories : 1° Nerveux : agitation, irritabilité, tachycardie, instabilité du

pouls, vertiges, insomnie, céphalée, courbature, crampes, fièvre; 2° digestifs : nausées, vomissements, diarrhée, anorexie; 3° cutanés : érythème, urticaire et autres manifestations comparables aux accidents sériques. CARNOT se demande si ces troubles sont bien le fait de la thyroïde elle-même et penche plutôt vers une intoxication imputable à une mauvaise préparation. En tous cas, LANG et HELLEN ont administré à des chiens des doses massives de thyroïde sans observer d'autres phénomènes qu'une tachycardie passagère. Si donc l'administration exagérée de thyroïde peut causer des accidents, il n'est pas sûr que ces accidents constituent une véritable hyperthyroïdie.

On comprend, d'après ce qui précède, que l'opothérapie thyroïdienne soit théoriquement contre-indiquée dans l'hyperthyroïdie, la maladie de BASEDOW, mais nous verrons qu'en fait il n'en est rien. BALLET et ENRIQUEZ, pour ce cas, ont imaginé un autre procédé; considérant que le sang des myxœdémateux (c'est à dire des insuffisants de la thyroïde) est, pour ainsi dire, complémentaire de celui des basedowiens, ils ont tenté de fournir à ces derniers du sérum d'animaux privés de leur thyroïde. LAUNOY a obtenu par cette méthode, chez des animaux normaux, des crises de tétanie passagère. SAINTON et PISANTI, MŒBIUS l'ont appliquée à l'homme, dans le goître exophtalmique, avec des résultats encourageants. Il y a là une intéressante tentative d'opothérapie compensatrice.

II. INDICATIONS THERAPEUTIQUES

Les indications de l'opothérapie thyroïdienne sont tellement nombreuses qu'il est presque impossible de les énumérer toutes. Cela tient en partie à ce qu'on lui a

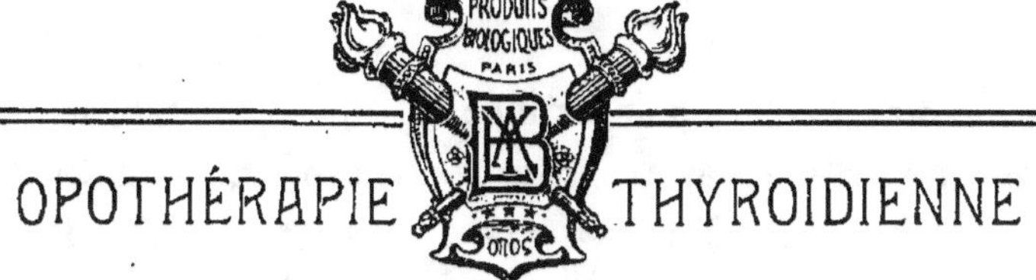

donné une extension injustifiée. Trop souvent des troubles d'origine alimentaire, toxique, diathésique, néphrétique ont été attribués à tort à une insuffisance thyroïdienne et traités en conséquence sans succès, d'où l'on a conclu trop vite à l'inefficacité de la médication. Il importe donc de faire une sélection parmi les résultats enregistrés et de n'appliquer cette opothérapie que dans les cas qui sont positivement de son ressort ainsi que nous allons le voir.

A. (I.) *Myxœdème.* — Le myxœdème de l'adulte a été soigné pour la première fois en 1891 par CH. BOUCHARD, chez deux femmes, au moyen de l'opothérapie. En un mois, la transformation des malades fut complète, mais, l'amélioration s'atténuant quand on cessait le traitement, il fallut pratiquer plusieurs séries d'injections hypodermiques de suc glycériné de thyroïde. MURRAY, HOWITZ et beaucoup d'autres auteurs ont pleinement confirmé ces résultats. Actuellement, la cure comporte trois périodes : la période d'entraînement de 2 à 3 semaines pendant laquelle on administre la thyroïde à doses croissantes, en commençant par de très petites; la période de cure proprement dite qui dure quelques mois et pendant laquelle la dose active est maintenue, puis abaissée sitôt que le résultat cherché est acquis; la période d'entretien, qui dure à peu près toute la vie et pendant laquelle la thyroïde est administrée à doses continues tous les 2 ou 3 mois. Le myxœdème infantile, idiotie myxœdémateuse et crétinisme endémique, est justiciable du même traitement et, sous son influence, manifeste les mêmes améliorations (REGIS et GAIDE, LANGHANS, WYSS, PARHON, WAGNER, etc.). Il est entendu que ce traitement ne saurait modifier les anomalies anatomiques, les lésions cérébrales, la surdi-mutité; souvent aussi, il est institué trop tard. Néanmoins, quand l'enfant est pris suffisamment jeune, on peut observer l'accroissement de la taille, la diminution de l'infiltration myxœdémateuse, l'assouplissement de la peau et une reprise du dévelopement intellectuel qui permet parfois une éducation professionnelle suffisante.

(II.) *Myxœdème fruste* (syndrome d'Hertoghe). — On sait que le syndrome d'Hertoghe est fait de petits signes qui n'ont de valeur que par leur accumulation. Il s'agit le plus souvent d'individus souffrant de céphalalgies et d'algies diverses, se plaignant de raideurs musculaires et présentant des troubles cutanés : eczéma, ichtyose et sujets à certains troubles trophiques (engelures). Chez ces malades, on note aussi de la calvitie, l'absence de la queue du sourcil, une constipation opiniâtre. En examinant la bouche et le nasopharynx, on constate des gencives rouges, de la carie dentaire, des amygdales volumineuses, souvent des végétations adénoïdes, des fosses nasales rétrécies par l'hypertrophie de la muqueuse et s'obstruant facilement. Dans cette hyperthyroïdie modérée, les résultats de l'opothérapie sont généralement très satisfaisants.

B. *Infantilisme.* — HERTOGHE et BRISSAUD estiment que' dans beaucoup de cas, l'infantilisme est d'origine disthyroïdienne, et, dès lors l'opothérapie est toute indiquée. En effet, elle procure une grande amélioration, caractérisée surtout par l'accroissement de la taille et du poids et le développement des organes génitaux (HERTOGHE, STACHINI, APERT, PARHON). Récemment HUTINEL, TIXIER ont recommandé la thyroïde dans les troubles de croissance de l'enfance, NOBÉCOURT dans ceux de la puberté, HERTOGHE, APERT, TOLLBNER contre la cryptorchidie. Quant au mongolisme que quelques auteurs considèrent comme une forme de transition entre le myxœdème crétinoïde et l'infantilisme, il n'a généralement rien à voir avec l'insuffisance thyroïdienne.

C. *Affections des os et des phanères.* — Nous avons vu que PARHON et MAC CALLUM font jouer un rôle important aux sécrétions thyroïdiennes dans le métabolisme du calcium. APERT et LEMAUX ont employé avec succès l'opothérapie thyroïdienne et parathyroïdienne dans les retards de développement du squelette, le rachitisme tardif et l'ostéomalacie. GAUTHIER, STEINLEN, SER, LAMBRET, JABOULAY, LEVEL, GANGOLPHE, SCHOLTZ, l'ont également préconisée dans les lenteurs de consolidations des fractures et en général pour favoriser et régulariser la réparation osseuse. Enfin SCHMITZ, qui regarde les altérations des ongles, des dents et des cheveux ainsi que l'albuminurie, survenant pendant la grossesse, comme un signe d'insuffisance thyroïdienne, recommande l'opothérapie correspondante ou à son défaut, l'iode, pour faire disparaître tous ces troubles.

D. *Maladies diathésiques.* — Pour certains auteurs, le rhumatisme déformant rentre dans le groupe des dystrophies endocriniennes et spécialement thyroïdiennes. En tout cas, SERGENT, LANCEREAUX et PAULESCO, RÉVILLOD, HERTHOGHE, LEROY, CLAISSE, MÉNARD, VIALA, PARHON ont traité avec succès par l'opothérapie bon nombre de cas de ce genre. L. LÉVI et ROTHSCHILD, qui de leur côté rattachent les manifestations de l'arthritisme à l'insuffisance pluriglandulaire ont également obtenu de grandes améliorations et même des guérisons, surtout chez les sujets jeunes. Dans l'obésité, on observe des résultats

identiques même quand elle ne semble pas liée à une dysthyroïdie vraie; il y a toujours amaigrissement notable
(LEICHTENSTEIN, WENDELESTADT, GUTTMANN, BRI-
QUET, RENDU, FLORIAN). Toutefois, quand la dysthyroïdie n'est pas en jeu, il faut se méfier des accidents qui
peuvent survenir (CHAUFFARD, LABBÉ, JALVAL et
FURET) et surveiller attentivement le malade. Dans le
diabète et la goutte, on a également essayé l'opothérapie
thyroïdienne (LORAND, ERBEN), mais sans grand succès,
sauf quand le diabète apparaît chez les myxœdémateux
(LABBÉ).

E. *Dermatoses.* — Un grand nombre d'affections
cutanées ont été traitées par l'opothérapie thyroïdienne,
avec des résultats parfois satisfaisants; citons notamment
la sclérodermie (LANCEREAUX et PAULESCO, CARNOT,
SACHS, DE BEURMANN), le trophœdème chronique
(HERTOGHE, LAIGNEL-LAVASTINE, et THAON), le
pemphigus (HEIBERG), le prurit (HERTOGHE, L. LÉVI
et DE ROTHSCHILD), la dermatite exfoliatrice (BOINET),
l'eczéma (MOUSSOUS, PARHON et PAPINIAN, EASON),
l'icthyose avec ou sans microsphygmie (WEILL, MOURI-
QUAND et VINCENT, PAXTON, GOSSMANN, PHILLIPS,
MARBÉ, L. LÉVI et DE ROTHSCHILD, LAMUSA et CAL-
LARI, VARIOT, RICHET fils et SAINT-GIRONS, etc),
le psoriasis (BRAUMWELL, DAVIÈS, PETRINI), la pelade
(HERTOGHE), etc., etc. Mentionnons enfin l'urticaire qui
a donné lieu à des travaux récents. L. LÉVI et DE ROTH-
SCHILD, BOVITSCH avaient déjà signalé des cas d'urticaire
chronique guéris par l'opothérapie thyroïdienne. Dernièrement, BOLTEN a montré que la plupart des éruptions
ortiées sont liées à une insuffisance thyroïdienne et que, par

suite, l'opothérapie correspondante les fait disparaître avec une grande rapidité.

F. *Migraine.* — Les rapports de la migraine et du rhumatisme ont été établis par CHARCOT, et HERTOGHE tend à admettre que la céphalée est associée à l'hypothyroï-die bénigne. L. LÉVI et DE ROTHSCHILD, CONSIGLIO ont en effet traité avec de bons résultats par l'opothérapie la migraine périodique, la migraine ophtalmique et la céphalée non migraineuse.

G. *Troubles menstruels.* — Les ménorragies étant fréquentes dans le myxœdème, on a recommandé, pour les combattre, l'opothérapie thyréo-ovarienne. Celle-ci réussit aussi contre les métrorragies. NOBÉCOURT, MOREL s'en trouvent quelquefois bien dans les troubles menstruels des jeunes filles.

H. *Asthme.* — L'asthme, la migraine, l'urticaire sont parfois des manifestations alternantes d'un même trouble, qui serait la dysthyroïdie. GAUTHIER, LEY, CARNOT ont donc employé avec un bon succès l'opothérapie correspondante et ils ont obtenu parfois la cessation des crises, résultats qui sont supérieurs à ceux que donne l'iodure.

I. *Constipation.* — La constipation est un des signes du myxœdème, le contenu intestinal distendant facilement une sangle abdominale sans tonus. Contre la constipation habituelle, qu'il y ait en même temps d'autres symptômes d'hypothyroïdie ou non, on a donc préconisé l'opothérapie thyroïdienne, qui, en effet, dans quelques cas, amène une réelle amélioration.

K. *Néphrites.* — HERISHEIMER, dès 1895, recommandait la thyroïde dans les néphrites pour augmenter la diurèse, et DIEBALLA et ILLYES tirèrent profit de cette indication, malgré les expériences contraires de DONATH. PEREY, à son tour, l'a utilisé avec des résultats assez variables.

L. *Troubles convulsifs*. — D'après ce que nous connaissons des effets de thyroïdectomie et de la parathyroïdectomie, les accidents convulsifs divers, tétanie, éclampsie, épilepsie, sembleraient surtout sous la dépendance de l'opothérapie parathyroïdienne. Cependant certains médecins, JUNG, OPPENHEIM, LÉVI-DORN, GOLDSTEIN, ROMANOW, etc., ont obtenu, dans des tétanies d'origines du reste différentes, de bons résultats de l'administration de la thyroïde. Au contraire, avec cette même opothérapie, PARHON, ALEYANDER, FREUND, KALISCHER, MANNABERG, CARNOT ont constaté des améliorations insignifiantes ou même des échecs; enfin VASSALE, LOWENTHAL, SALT réussissent d'une part avec la médication parathyroïdienne, tandis que RENSBOURG et REY, RIESEL échouent; mêmes constatations en ce qui concerne l'éclampsie gravidique. JEANDELIZE, NICHOLSON, BALDOWSKI, STARNER, GOMOT améliorent leurs malades à l'aide de la thyroïde, VASSALE et ZAMFROGNINI avec les parathyroïdes. Il n'en est pas autrement dans l'épilepsie. MOSSÉ, BASTIAN, BROWNING, et BOOKLYN, CERF, PIOCHE, L. LÉVI et DE ROTHSCHILD, d'une part, BOURNEVILLE, VOISIN, CLARK de l'autre, ont obtenu, chez des épileptiques goîtreux ou non, par l'opothérapie thyroïdienne, les premiers l'atténuation et l'espacement des crises, les seconds à peu près rien. Dans les mêmes cas, les parathyroïdes ont réussi àVASSALE et

MUNARON; elles ont échoué entre les mains de PARHON et GOLDSTEIN. CLAUDE insiste cependant sur ce fait que l'extrait thyroïdien permet aux malades de supporter pendant longtemps des doses élevées de bromure. En résumé, il semble que la médication soit une affaire d'espèce et que la thyroïde puisse, le cas échéant, fournir les mêmes améliorations que les parathyroïdes.

M. *Désordres nerveux, psychoses.* — Dans la maladie de PARKINSON, que LUNDBORG attribue à un trouble parathyroïdien, les succès et les échecs se balancent (BECKER, PARHON) ; dans la démence précoce, échec à peu près complet (KRŒPELIN, PARHON, CARNOT). Il n'en est pas de même dans les psychoses, du moins LŒPER a enregistré une amélioration notable, par le traitement thyroïdien, dans certains états de stupeur, de manie, de mélancolie. LAIGNEL-LAVASTINE préconise aussi cette médication dans les troubles mentaux de la formation et de la ménopause, mais en l'associant avec l'opothérapie ovarienne. Tout récemment, on a signalé, chez les soldats commotionnés ou présentant des troubles pithiatiques, de l'amnésie, de l'obnubilation, des signes de dysthyroïdie traités quelquefois avec avantage par l'opothérapie (PENDE, POROT et HESNARD). Dans d'autres cas, qui commandent l'opothérapie surrénale, il y a hyperthyroïdie avec hypoépinéphrie.

N. *Tuberculose.* — Certains auteurs, HAMBURGER, MORIN, ont observé que les individus dont le corps thyroïde est hypertrophié résistent beaucoup mieux que ceux dont l'organe est atrophique. LORAND pense aussi que tout ce qui peut léser la thyroïde prédispose à la tuberculose. Les expériences de FRIGONI et GRIXONI confirment cette donnée et Mlle FASSIN, MARBÉ et STÉPANOW ont montré que l'extrait thyroïdien augmente les alexines du sérum et élève l'index opsonique. En conséquence, on a employé l'opothérapie thyroïdienne chez les tuberculeux. SŒNECKE a obtenu d'assez bons résultats dans les adénites suspectes. HERTOGHE, RIVIÈRE et RAYER, L. LÉVI et DE ROTHSCHILD dans la scrofule, la blépharite ciliaire et les végétations adénoïdes qui s'y rattachent.

O. *Affections diverses.* — BEST recommande l'opothérapie thyroïdienne dans le décollement de la rétine même s'il est d'origine artérioscléreuse, HERTOGHE, WILLIAMS, dans l'incontinence nocturne d'urine.

P. *Goître exophtalmique.* — Bien que cela paraisse au premier abord paradoxal, l'opothérapie thyroïdienne a été préconisée dans la maladie de BASEDOW, qui est une hyperthyroïdie, par GAUTHIER, en premier lieu. EWALD, SCHULTZ, MORIN, FERGUSSON, ARNOZAN, J. VOISIN rapportèrent également des cas favorables, tandis que RANSON, CANTER, BECLÈRE, DREYFUS, BRICCAS, SPILLMANN, GRASSET, EULENBOURG n'éprouvaient guère que des mécomptes. Une étude attentive et la critique de ces observations contradictoires amenèrent VIRES, MOSSÉ et GAUTHIER aux conclusions suivantes, qui sont généralement adoptées : il y a deux périodes dans le goître exophtalmique; la première, ou période d'hyperthyroïdisation, contre-indique l'opothérapie thyroïdienne; la seconde, ou période d'hypothyroïdisation, l'indique au contraire, mais à doses faibles. L. LÉVI et DE ROTHSCHILD notent en effet que les doses fortes peuvent être nocives. Naturellement dans les goîtres simples, non vas-

culaires ou d'origine infectieuse ou qui marchent vers le
myxœdème, l'indication reste aussi formelle. La tachycardie, le tremblement diminuent, de même que le volume du
goître. L'opothérapie spécialement parathyroïdienne semble
un peu plus constante dans ses effets, tout au moins
MOUSSU et MARINESCO en ont obtenu des résultats dans
le basedowisme, atténuant par ce moyen les palpitations, le
tremblement, l'excitabilité et l'exophtalmie, mais l'amélioration tend à disparaître quand on cesse le traitement.
Quand aux résultats de l'emploi d'humeurs d'animaux
éthyroïdés, ils sont encore discutés. BALLET et ENRI-
QUEZ utilisèrent le sérum de chiens éthyroïdés, MŒBIUS,
BLANCHOD, celui des moutons, LANG le lait de chèvre
éthyroïdée, BURGHART et BLUMENTHAL employèrent
successivement, d'abord le sérum de chien, puis le lait de
chèvre. Il y eut tantôt des améliorations évidentes, tantôt
des échecs, avec accidents de tétanie. BALLET et ENRI-
QUEZ, BRISSAUD, SAINTON ont observé parfois une diminution appréciable du goître, de la tachycardie, du tremblement, de la nervosité, mais CARNOT pose la question de
savoir s'il n'y a pas là une simple coincidence avec la
régression spontanée de la tumeur, qui se produit assez
souvent. L'inconstance de l'opothérapie dans le goître
exophtalmique autorise à ne pas repousser cette interpré-
tation.

Iodothyrine de Baumann. — Produit aujourd'hui
à peu près délaissé comme moins actif et moins fidèle que
la thyroïdine totale.

XVIII
OPOTHÉRAPIE HYPOPHYSAIRE

HYPOPHYSINE ET PITUILOBINE

*Hypophysine. — Extrait total de l'hypophyse, désséché à froid.
dans le vide et pulvérisé.*

Pituilobine. — Extrait purifié du lobe postérieur.

HYPOPHYSINE

Indications Thérapeutiques :

Syndromes hypophysaires, Acromégalie, Gigantisme, Syndrome adiposo-génital, Diabète, Troubles nerveux, Cardiopathie, Altérations des thyroïdes et surrénales.

Pharmacologie et Posologie :

FORME SOLIDE

OPO-HYPOPHYSINE : 1 gr. = 5 gr. hypophyse fraîche mouton.
En *cachets* de 0,10 et 0,15 ; 2 à 4 par jour.
(*Boîtes* de 12 et 24 cachets.)

FORME LIQUIDE

EXO-HYPOPHYSINE : 10 gr. = 3 gr. hypophyse fraîche mouton.
1 à 2 cuillerées à café par jour.
(*Flacon* de 75 cent. cubes.)
AMPOULES D'HYPOPHYSINE : 1 c.c. = 0,25 d'organe frais.

I. PHYSIOLOGIE

L'hypophyse, ou corps pituitaire, logée à la base du crâne dans la cavité de la selle turcique, se développe aux dépens, partie de l'ectoderme de la cavité buccale (pharynx), partie du canal neural (cerveau intermédiaire) ; elle comprend donc, emboîtées l'une dans l'autre, une portion glandulaire (lobe antérieur) et une portion nerveuse (lobe postérieur), reliées par un hile. La première richement vascularisée, présente des cellules à granulations ; la seconde, peu fournie en capillaires, est formée d'éléments conjonctifs ou névrogliques et renferme de nombreuses fibres nerveuses. Cependant l'extrait du lobe postérieur est incontestablement plus actif que celui du lobe antérieur, ce qui fait supposer à GARNIER et THAON, que la substance secrétée par celui-ci est entraînée dans le lobe postérieur, et à LIVON que cette sécrétion pénètre plutôt par la voie nerveuse que par la voie sanguine.

Quoi qu'il en soit, deux choses paraissent actuellement à peu près établies relativement aux fonctions de l'hypophyse : c'est d'abord que cette glande est indispensable à la vie, puisque son ablation expérimentale entraîne la mort ; la seconde, c'est que le rôle du lobe postérieur est différent de celui du lobe antérieur. SCHAEFER, résumant les travaux antérieurs et se basant sur ses propres recherches, suppose que le lobe antérieur agirait sur la croissance, sur le squelette en particulier, le lobe postérieur, sur la contractibilité et le tonus des muscles et du cœur et, par ses hormones, sur certaines glandes.

Une telle formule demande cependant à être précisée, car beaucoup d'auteurs ont obtenu des résultats contradictoires. Ainsi VASSALE, SACCHI, CASELLI, PERRONE, ont constaté que l'hypophysectomie totale amène la mort après une période de contractures et de dyspnée et un amaigrissement progressif, mais MARINESCO a observé seulement l'amaigrissement et l'abaissement de la température. NARBOUT note que l'ablation n'est fatale que chez les jeunes animaux, et FRIEDMANN, MAAS et LO MONACO qu'elle peut aussi être suivie d'une survie prolongée. Au point de vue toxicité, les avis sont plus concordants. L'injection d'extrait total ne donne lieu qu'à des effets très légers (MAIRET et BOSC, SALVIOLI et CARRERO), peut-être attribuables surtout à la propriété antigénique. Toutefois, quand les doses sont fortes, la mort peut survenir brusquement, après quelques convulsions (GARNIER et THAON, ETIENNE et PARISOT). D'autre part, CONTI et CURTI, RÉNON et DELILLE, ont montré que l'extrait du lobe postérieur est plus actif que celui du lobe antérieur et même que l'extrait total. Enfin HALLION et ALQUIER ont pu administrer à des lapins, pendant longtemps et impunément, des doses assez élevées d'hypophyse. Bref, aux doses thérapeutiques, le suc total et même le suc du lobe postérieur semblent peu toxiques, mais à doses fortes, ils seraient nocifs et capables d'entraîner la mort.

L'action sur le cœur et les vaisseaux a été étudiée par OLIVER, SCHAEFER, S. VINCENT, OSBORNE, DE CYON, qui constatent le pouvoir hypertenseur et toni-cardiaque de l'extrait total. Examinant le phénomène de plus près, GARNIER et THAON observent que l'extrait du lobe antérieur est sans effet et que l'extrait du lobe postérieur produit d'abord une faible élévation de pression, très fugace, puis une dépression plus forte à laquelle fait suite une ascension durable, dépassant souvent le niveau initial, en même temps que les pulsations deviennent plus amples et que le cœur se ralentit; ces résultats sont confirmés par L. MUMMERY et LEGGE, ETIENNE et PARISOT, HERING, HALLION et CARRION. Ces deux derniers auteurs ont noté, en outre, une vaso-constriction au niveau de différentes glandes, la thyroïde notamment et le rein. Pour expliquer ces oscillations de la pression vasculaire, SCHAEFFER et S. VINCENT ont invoqué l'entrée en jeu

successive de deux substances, l'une hypotensive, soluble,
l'autre hypertensive, insoluble dans l'alcool et l'éther.

Sur la nutrition et les phénomènes de croissance, l'action du suc hypophysaire est assez mal déterminée. Nous mentionnerons d'abord les modifications sanguines. EMILE WEIL a soutenu que le lobe antérieur diminue la coagulabilité du sang, tandis que le lobe postérieur l'augmente, d'où l'indication de celui-ci dans l'hémophilie et les états hémorragipares. Le métabolisme paraît diversement influencé. D'après MALCOLM, l'extrait du lobe antérieur amènerait une légère rétention d'azote avec une excrétion exagérée du magnésium, tandis que celui du lobe postérieur augmenterait d'abord l'excrétion de l'azote et celle du calcium. D'après THOMSON et JOHNSTON, CARRERO, DELILLE, il y aurait accroissement de l'élimination de l'urée et des phosphates et diminution de poids. Cette diminution de poids est assez constante, de même que celle des phosphates; enfin certains diabètes insipides sont nettement influencés par ces extraits. Quant aux phénomènes de croissance, on ne sait encore de quelle manière ils sont en réalité actionnés par l'hypophyse, puisque personne, soit par ablation de la glande, soit par administration de ses extraits, n'a pu produire expérimentalement de déformations acromégaliques. C'est tout au plus si CERLOTTI a constaté, à la suite du traitement hypophysaire, un léger retard dans le développement du squelette, avec raccourcissement des os et grosseur anormale des épiphyses. Le rôle antitoxique de la pituitaire est probable, mais non prouvé. GUERRINI et DELILLE ont seulement vu que certaines toxines (diphtérie, fièvre thyphoïde) amènent l'hypertrophie de la glande.

Il reste à indiquer l'action synergique très remarquable

du suc hypophysaire, d'abord sur l'hypophyse elle-même, dont le fonctionnement est exagéré jusqu'à l'épuisement, peut-être par l'effet de l'hyperémie (L. RÉNON et DE-LILLE), puis sur d'autres glandes endocrines. Sur les surrénales, l'action est nettement hypertrophique (BADUEL, HALLION), mais inversement, BOINET a observé que la décapsulation entraîne l'hypertrophie de la pituitaire. Sur la thyroïde, l'hypophyse produit l'hypofonctionnement et l'hypoplasie sans sclérose (HALLION et ALQUIER). D'ailleurs OTT et SCOTT ont observé la sédation de la tétanie chez des animaux ayant subi l'ablation des parathyroïdes, après l'administration d'hypophyse. Enfin GLEY, TIZ-ZONI et CANTANI, ROGOVITSCH ont montré qu'on observait l'hypertrophie pituitaire chez les animaux thyroïdec-tomisés. Sur les glandes génitales, les effets de l'hypophyse sont peu nets. En revanche, il est constant que la castration entraîne l'hypertrophie hypophysaire (FICHERA), hypertrophie qui retentirait à son tour sur le gigantisme que l'on observe parfois chez les castrats. Sur le foie, la rate, les reins, il y a surtout, d'après CARRERO, une action hyperplasique et dégénérative, leurs sécrétions ne se trouvant modifiées que dans la mesure où cette action s'exerce.

II. INDICATIONS THERAPEUTIQUES

A. *Syndromes hypophysaires.* — Bien que passant facilement des uns aux autres, il convient cependant d'en distinguer plusieurs types.

a) *Acromégalie et gigantisme.* — C'est PIERRE MA-RIE qui a démontré, en 1885, les relations de l'acromé-galie avec les altérations hypophysaires. Cette déformation, caractérisée par l'hypertrophie des extrémités supérieures, inférieures et céphalique, est presque toujours associée à une tumeur (PETREN) ou à une hypertrophie (FURNIVALL) de l'hypophyse, entraînant, on le suppose du moins car l'histologie reste muette, une insuffisance sécrétoire, en tout cas l'augmentation de la selle turcique et les compressions qui s'en suivent. D'après P. MARIE, BRISSAUD et MEIGE, LANNOY et ROY, HUTCHINSON, l'acromégalie appartient à la période de croissance; quand elle apparaît après son achèvement, elle devient le gigantisme, mais, d'une part, le syndrome peut empiéter sur les deux périodes (acromégalo-gigantisme), et de l'autre, il peut manquer totalement chez certains géants. On a été ainsi conduit à essayer l'opothérapie pituitaire dans l'acromégalie. BARD, BROMWELL n'en ont pas tiré grand bénéfice. P. MARIE et MARINESCO ont seulement obtenu une diminution de la céphalée et des douleurs, de l'asthénie. LANCEREAUX a été plus heureux chez un enfant de douze ans, qui diminua de poids et dont l'intelligence s'éveilla. DE CYON, JAVORSKI ont constaté surtout une amélioration des troubles circulatoires et cardiaques et SCHOGG une augmentation notable de l'élimination phosphorée. Par contre, L. RÉNON et DELILLE ont vu s'aggraver tous les symptômes de leur malade, ce qui leur fait supposer que, dans l'acromégalie, il y a une première phase d'hyperfonctionnement hypophysaire pendant laquelle l'opothérapie est nuisible, et une phase terminale d'hypofonctionnement pendant laquelle, au contraire, l'extrait pituitaire peut donner de bons résultats.

b) Syndrome adiposo-génital. — L'obésité est fréquente dans l'insuffisance hypophysaire, soit par tumeur (FROHLICH), soit par hypofonctionnement (HUTINEL,

HOUSSAYE, GOUDAL). Cette adiposité peut, dans certains cas (OPPENHEIM, AUERBACH) se substituer à l'acromégalie ou ne laisser subsister, de celle-ci, que des signes très faibles. Elle est d'ailleurs souvent associée aux troubles du développement des organes génitaux (grosseur précoce ou au contraire petitesse, frigidité, aménorrhée, stérilité), ce qui constitue le syndrome adiposo-génital, caractérisé non seulement par le développement parfois énorme de panicule adipeux et l'impubérisme régressif, mais aussi par des troubles oculaires et particulièrement l'hémianopsie bitemporale, des troubles psychiques, de la céphalée, et enfin l'accélération du pouls, l'abaissement de la tension artérielle et quelquefois de la température (L. RÉNON et DELILLE), phénomènes, dont quelques uns au moins (céphalée ,troubles oculaires, etc.) paraissent dépendre plutôt de la compression mécanique que de l'hypophyse elle-même. Quoi qu'il en soit, L. LÉVI et DE ROTHSCHILD, DE CYON, AXENFELD, FLEISCHER, HUTINEL, KEYSER, GOUDAL, etc., ont obtenu de bons résultats de l'opothérapie pituitaire dans la lipomatose et le syndrome adiposo-génital, BAB, PAL et NEU dans l'ostéomalacie, KLOTZ dans le rachitisme; mais dans la maladie de DERCUM, L. RÉNON et DELILLE ont abouti à un échec.

c) *Diabète.* — Dès 1884, LŒB avait signalé la fréquence relative de la glycosurie dans les lésions de l'hypophyse, fréquence qui s'éleverait à 50 p. 100 des cas chez les acromégaliques, suivant P. MARIE. Toutefois on avait tendance à attribuer ce syndrome moins à la sécrétion pituitaire qu'à la compression exercée sur les centres nerveux voisins, et indirectement sur le quatrième ventricule. Récemment l'attention a été appelée par CUSHING,

FARIRER, CAMUS et ROUSSY sur les relations des lésions hypophysaires avec la polyurie essentielle ou diabète insipide. Mais ici l'expérience est en désaccord avec la clinique : CAMUS et ROUSSY ont, en effet, montré que chez le chien cette polyurie est déterminée, non par l'ablation du corps pituitaire, mais par des lésions opératoires de la région opto-pédonculaire, et que, d'ailleurs, elle n'est pas modifiée par l'opothérapie. LEREBOULLET d'abord, puis SAINTON et ROB, qui ont repris cette question au point de vue clinique, ont établi au contraire que l'opothérapie hypophysaire, en injections quotidiennes, améliore non seulement le diabète insipide, mais aussi le syndrome adiposo-génital et la croissance, surtout quand cette médication est associée à l'opothérapie thyroïdienne et pancréatique.

B. *Troubles nerveux*. — Dans la myasthénie, DE-LILLE et VINCENT, PARHON et HURECHIA ont obtenu de bons résultats par l'opothérapie hypophyso-génitale. Ces derniers auteurs ont également constaté l'amélioration de la maladie de PARKINSON, PARDEC et GLASSBURG, celle des céphalées présumées d'origine hypophysaire. Dans la neurasthénie avec tachycardie et hypotension, DELILLE a noté aussi de bons résultats, mais, dans l'épilepsie, MAI-RET et BOSC ont échoué; SOLLIER et CHARTIER, CA-SELLI, dans les troubles mentaux et la lipomanie ont enfin observé l'atténuation de l'asthénie et de l'état psychique. Toutefois les effets sont temporaires et ne paraissent pas très constants.

C. *Cardiopathies et troubles circulatoires*. — Dans les affections valvulaires mal compensées, l'opothérapie hypophysaire est à peu près sans action; elle est au contraire très efficace dans les affections chroniques du myocarde ; sous son influence, le pouls devient régulier, mieux frappé, le rythme cardiaque se ralentit, la pression artérielle se relève, la diurèse s'établit abondante (TREROTOLI, L. RÉNON et DELILLE) ; dans les affections aortiques avec hypertension, cette opothérapie est nuisible et peut produire des accès de pseudo-angine de poitrine (L. RÉNON et DELILLE). L'extrait hypophysaire réussit dans certaines tachycardies chez les névropathes, elle échoue dans d'autres. Dans l'hyposystolie des affections mitrales et de la myocardite chronique, on obtient le relèvement de la tension, l'atténuation de la dyspnée, l'augmentation de la diurèse, mais l'arythmie est peu modifiée; l'amélioration peut cependant persister longtemps. Dans l'hypotension des infections, fièvre typhoïde, tuberculose, pneumonie, grippe, avec tendance au fléchissement du myocarde, l'extrait pituitaire produit des effets très favorables sur la pression, le pouls, la diurèse (LUCIEN et PARISOT, L. RÉNON et DELILLE), effets qui semblent supérieurs à ceux des autres médicaments. Enfin AARONS l'a recommandé dans le shock post-opératoire et le collapsus cardiaque, CITELLI dans les épistaxis rebelles, MINET et MARTIN, RIST dans les hémoptysies.

D. *Affections gynécologiques et accouchements.* (Voir *Pituilobine.*)

E. *Infections.* — Dans la plupart des cas, l'opothérapie hypophysaire n'est utilisée que comme médication symptomatique pour combattre l'hypotension et la faiblesse du myocarde, ainsi qu'on l'a vu précédemment, en particulier dans la fièvre typhoïde, la diphtérie, la pneumonie, l'érysipèle, la grippe, l'infection puerpérale, la méningite

cérébro-spinale, la tuberculose (RÉNON et DELILLE, PA-
RISOT) la septicémie chirurgicale et la péritonite (KLOTZ).

F. *Altérations thyroïdiennes et surrénales*. — En raison des relations synergiques existant entre l'hypophyse,
la thyroïde et les surrénales, RÉNON et DELILLE, PARI-
SOT ont traité certains cas de basedowisme, RÉNON et
DELILLE, TREROTOLI l'hypoépinéphrie par l'extrait pituitaire. Les résultats ont paru bons; tous les symptômes
respectifs ont été plus ou moins amendés; il y a eu augmentation de la pression artérielle, diminution de l'asthénie;
en outre chez les basedowiens, on observe une rétrocession
de l'exophtalmie et parfois du goître.

PITUILOBINE

(*Syn.* : PITUITRINE)

(Extrait purifié des lobes postérieurs de l'hypophyse)

Indications Thérapeutiques :

Syndromes hypophysaires, Cardiopathies, Maladie d'Addison, Hémoptysies, Inertie utérine.

Posologie et Formes Médicinales :

CACHETS DE PITUILOBINE à 0 gr. 03 et 0 gr. 05; boîtes de 12 et de 24. — 2 à 4 cachets par jour.

AMPOULES DE PITUILOBINE titrées physiologiquement sur utérus de cobaye vierge (en ampoules de 1 c.c.). — Une ampoule représente un lobe postérieur d'hypophyse frais. En injections hypodermiques ou intramusculaires, ou mieux en injections intraveineuses après dilution dans du sérum physiologique. — 1 à 3 ampoules suivant les résultats obtenus et l'état du malade.

Dans l'exposé précédent, il a surtout été question de l'hypophyse totale, mais étant donnée l'importance physiologique et thérapeutique du lobe postérieur, nous avons jugé utile, au risque de nous répéter, d'examiner de plus près la question des extraits post-hypophysaires.

BIOCHIMIE

Les recherches des chimistes ont démontré que l'activité des lobes postérieurs n'était pas due à des matières albuminoïdes, ni à des ferments, puisque le chauffage des extraits de macération aqueuse qui permet d'éliminer les premières substances et de détruire les secondes ne diminue en rien l'activité des filtrats. Il y a lieu de noter cependant que l'isolement du principe actif demeure un problème très délicat par suite de son instabilité chimique et de la difficulté de se procurer des glandes en suffisance. Cependant ENGELAND et KUTSCHER, ANCEL et BOUIN ont reconnu que la substance agissante était précipitable par l'acide phosphotungstique et qu'il était possible de l'extraire en décomposant le complexus ainsi obtenu par la baryte. La difficulté commence surtout quand il s'agit de pousser plus avant la détermination des constituants. Quatre substances cristallines, en effet, peuvent être isolées présentant chacune une certaine activité physiologique. La plus active des quatre est soluble dans l'eau, peu soluble dans l'alcool, l'acétone et l'acétate d'éthyle; elle donne la réaction histidinique de PAULY avec l'acide p.diazobenzène sulfonique et la réaction du biuret.

De ce que cette substance donne la réaction du biuret et que l'activité des extraits hypophysaires est rapidement détruite par une digestion trypsique (DALE), il ressort que ce principe pourrait appartenir à la classe des polypeptides. Le fait qu'il présente dans sa molécule un groupement histidinique, et qu'il possède une action très nette sur l'utérus permet de le rapprocher de l'histamine (base résultant de la décarboxylation de l'histidine).

PHYSIOLOGIE

Cette étude a été commencée dès 1895 par SCHAEFER et OLIVER, puis continué par MAGNUS (1901), HERRING (1906), MACKENZIE (1911) ; enfin par DALE en 1909 et FRANKL, HOCHWART et FRŒLICH en 1910. Les extraits post-hypophysaires provoquent la contraction directe des muscles lisses sans intervention du système nerveux et en cela l'action diffère de celle provoquée par l'adrénaline qui excite la terminaison nerveuse du sympathique. L'élévation de la pression sanguine est due à une vasoconstriction, elle est moins intense qu'avec l'adrénaline et dure moins longtemps ; enfin, autre différence encore, quand la tension artérielle est revenue à la normale, alors qu'avec l'adrénaline on obtient une nouvelle augmentation de la pression, avec l'extrait post-hypophysaire la réponse physiologique est nulle ou très faible. Une particularité à noter également est la chute temporaire brutale de la tension maxima chez l'homme (2-6 cm.), pouls petit ; au bout de quelques secondes celle-ci remonte, dépassant de 2-3 cm. la pression initiale, l'indice oscillométrique augmente, le pouls est ample et ralenti.

Cette propriété excito-motrice de l'extrait post-hypophysaire sur la fibre lisse se reproduit avec une netteté particulière sur l'utérus dont il provoque la contraction, d'où son utilité en obstétrique. On s'est basé sur cette propriété d'ailleurs, pour déterminer l'activité physiologique des extraits de lobe postérieur en utilisant comme réactif biologique, l'utérus isolé de cobaye femelle (DALE et LAIDLAW) ; l'organe est immergé dans un bain tiède de liquide de Ringer oxygéné auquel on ajoute une quantité déterminée du liquide à essayer, l'utérus étant mis en rapport avec l'aiguille d'un appareil enregistreur.

En vue d'étalonner l'extrait pituitaire, on se sert comme liquide de comparaison, d'une solution titrée d'histamine (β iminazolyl éthylamine) dont on connaît les propriétés excito-motrices sur l'utérus.

INDICATIONS THÉRAPEUTIQUES

A. *Affections gynécologiques et accouchements.* — BAB, le premier semble-t-il, a utilisé l'opothérapie hypophysaire en gynécologie, contre les métrorragies et les

ménorragies, comme toni-musculaire et hémostatique.
KLOTZ, KOCH, ALCOBER, JACOBS reconnaissent que
cette médication, à la condition qu'elle soit renouvelée et
continuée, est supérieure à l'Ergotine et à l'Adrénaline.
BODGANOVIEZ s'en est servi contre les fibrômes utérins,
SCHLANK contre la dysménorrée, HOFSTŒLTER contre
l'aménorrée d'origine hypoplasique. JAYLE enfin la considère comme un agent capable de rendre de très appréciables services dans les métrites, dans la sclérose utérine,
les salpingites non suppurées, les ovarites chroniques, les
épithéliomas hémorragiques, etc., où elle agit en suppri-
mant les pertes et en diminuant les douleurs.

En obstétrique, l'opothérapie hypophysaire procure
de grands bénéfices contre l'inertie utérine en tonifiant
la musculature, en même temps qu'elle augmente la
pression artérielle et ralentit le pouls. (SCHOEFER,
JOEGER, BALLERINI, POULIOT et VAYSSIÈRE.) L'action sur l'utérus est d'autant plus importante que ses
muscles sont plus près de leur période d'excitabilité maximum ; c'est ainsi qu'elle croît depuis le début de la grossesse jusqu'à l'accouchement. Toutefois, et POULIOT
insiste sur ce point, son action n'est jamais capable de
provoquer l'avortement, ni même le travail, sauf peut-être
à la toute dernière période de la gestation normale.
(STERN, FRIÈS, POULIOT, PLATEAU, SCHIFFMANN.)
En revanche, comme ocytocique et accélérateur du travail une fois déclanché, le lobe postérieur de l'hypophyse
donne de très bons résultats (OPPENHEIM, HOFBAUER,
POULIOT, HARISSON, etc.) et favorise la délivrance
(RUBSAMEN, VOGHT, FOURNIER, STERN) mais non
post-abortum. On peut utiliser avec grand avantage cette
médication dans les cas suivants :

1° Faiblesse utérine due à la distension excessive de
l'organe;

2° Albuminurie;

3° Menace d'éclampsie;

4° Rétrécissement du bassin.

Dans les hémorragies de la délivrance, l'extrait pituitaire assure l'hémostase pourvu qu'il ait été injecté tardivement, entre l'accouchement et la délivrance (AARONS), à l'égard des hémorragies post-partum, il semble cependant moins actif que l'ergot. Enfin, on l'a utilisé dans l'opération césarienne comme hémostatique, et dans la pubiotomie comme ocytocique. A titre accessoire, il a encore été employé dans les suites de couches pour réduire le volume de l'utérus (AARONS), combattre la rétention d'urine (HOFSTŒLTER, EBELER, PARISOT) et la constipation (POULIOT). Cependant, on ne doit pas ignorer que l'opothérapie hypophysaire a quelques inconvénients pour la mère et l'enfant, quand elle est maniée trop brutalement, inconvénient qu'on évitera en agissant au moment opportun et à dose appropriée et en tenant compte de certaines contre-indications, notamment les cardiopathies non compensées, l'artério-sclérose, la tuberculose pulmonaire, les néphrites, l'éclampsie, la rigidité du col et la disproportion entre la présentation et les diamètres pelviens.

Il ne doit y avoir, en effet, aucun obstacle à l'accouchement, la dilatation doit être avancée (une petite paume de main) pour éviter tout danger de rupture utérine; les résultats sont excellents dans la majorité des cas, le temps d'expulsion est réduit et le forceps peut être parfois évité.

B. *Hyperthyroïdie.* — Utilisée dans la maladie de Basedow (RÉNON et DELILLE, PARISOT), l'opothérapie post-hypophysaire a provoqué fréquemment des améliorations le plus souvent passagères mais très nettes; on a vu s'atténuer l'exophtalmie, la tachycardie, les sueurs, etc.

C. *Maladie d'Addison. Hypoépinéphrie.* — HALLION et BARDUEL ont signalé une hypertrophie considérable des surrénales chez les animaux soumis à la médication hypophysaire. L'hyperplasie diffuse ou corticale qui en résulte (COULAUD) autorise formellement l'emploi du lobe postérieur dans toutes les asthénies d'origine surrénale et la maladie d'Addison. Les cas d'artérite signalés à la suite du traitement chez les individus normaux n'ont peut-être d'autre cause que cet hyperfonctionnement surrénal. Les grandes contre-indications sont par suite l'artério-sclérose et la néphrite. La médication hypophysaire doit être réservée aux sujets jeunes.

D. *Hémoptysies.* — Le Dr RIST, s'appuyant sur les résultats physiologiques, a essayé avec succès les extraits de lobe postérieur dans le traitement des hémoptysies (tuberculeux) ; il donne la préférence aux injections intraveineuses dans une veine du coude, et dans ce cas, on a tout avantage à diluer la solution à l'aide de sérum physiologique pour diminuer les accidents.

E. *Asthme.* — Rappelons enfin qu'on emploie avec grand avantage l'association adrénaline-pituilobine dans le traitement de l'asthme essentiel· (*Voir page* 121.)

XIX

OPOTHÉRAPIE NERVEUSE

CÉRÉBRINE

*Encéphale complet, avec mœlle allongée du bœuf, désséché à
froid dans le vide et partiellement délipoïdé.*

Indications Thérapeutiques :

Asthénie, Epuisement nerveux justiciable de la médication

Posologie :

De 2 à 4 grammes par jour et davantage.

Formes Médicinales :

CACHETS OPO-CEREBRINE à 0 gr. 50 et 1 gr.; boîtes de
12 et de 24. — 2 à 4 cachets par jour.

I. PHYSIOLOGIE

Au point de vue de la composition et du rôle physiologique il faut distinguer, dans le tissu nerveux, les corps cellulaires et les fibres cylindraxiles ou nerfs; les premiers constituent la partie grise de l'écorce cérébrale et de la moëlle, les seconds la partie blanche; ceux-ci sont particulièrement riches en lipoïdes (20 p. 100), lécithine, cholestérine, cérébrine et protagon, ceux-là en matières protéïques (15 p. 100), neuro-globulines et nucléo-albumines, ainsi qu'en matières minérales, notamment en phosphore, soufre, magnésium, etc. Enfin tandis que les nerfs n'ont qu'une fonction de transmission, les corps cellulaires des neurones emmagasinent et transforment l'excitation qui leur est communiquée.

L'importance capitale du système nerveux dans tous les actes de la vie et le mécanisme supposé par lequel il agit, mécanisme dont la théorie de LE DANTEC sur les *plastides incomplets* nous donne une idée, ont fait croire que ses poudres et ses extraits doivent participer en quelque mesure à ses propriétés générales. En réalité, les extraits aqueux sont peu actifs et ne se recommandent que par leur teneur en matières minérales et en corps xantho-uriques. Quant aux extraits huileux et éthérés, ils ne semblent valoir que par les lipoïdes qu'ils dissolvent. C'est pourquoi la poudre totale paraît de beaucoup préférable, malgré les grandes difficultés de sa préparation et de sa conservation.

Les propriétés de ces poudres nerveuses (on emploie surtout la matière cérébrale totale, sans distinguer entre la partie blanche et la partie grise, quelquefois la moëlle allongée du bœuf) sont particulièrement excitantes et toni-nutritives, par le phosphore et la lécithine qu'elles contiennent, et antitoxiques par leurs lipoïdes en général. Nous avons déjà vu d'ailleurs que OVERTON, HOBER, puis NICLOUX, soutiennent que les anesthésiques n'agissent que dissous dans les lipoïdes, et WASSERMANN et TAKAKI, MARIE, TIFFENEAU, CAMUS, etc., que la matière céré-brale est capable de neutraliser la toxine tétanique et le virus rabique. Toutefois ces propriétés, mal déterminées, demeurent encore à l'étude.

II. INDICATIONS THÉRAPEUTIQUES

Aussi les applications de l'opothérapie nerveuse sont-elles jusqu'ici peu importantes et peu concluantes. BABÈS, CULLERRE, GIBIER en ont cependant obtenu, chez les

épileptiques, quelques améliorations. GRECO, qui utilisait
en injections de 5 cc. les extraits huileux de cerveau, a
traité des épileptiques ,des hystériques, des neurasthéniques
et des déments précoces; il eut pas mal d'échecs, mais
aussi des succès, principalement chez les neurasthéniques,
qui tous furent grandement améliorés ou même guérirent.
CONSTANTIN, PAUL, DUFOURNIER, BRIAND recommandent aussi cette opothérapie dans l'asthénie et l'épuisement nerveux. DAURIAC et DUFOURNIER, CROS en ont
tiré un assez bon parti dans le tabès. ROMANOW a guéri
un cas de chorée et CULLERRE constate l'amélioration de
l'état physique des aliénés sans modification de la psy-
chopathie. Enfin BABÈS a traité des rabiques par des
extraits nerveux, mais avec des résultats incertains.

XX

ZOMOTHÉRAPIE ET VITAMINES

SUCS ET POUDRES DE VIANDE

Indications Thérapeutiques :
Anémies, Chlorose, et tous états d'affaiblissement
et de déchéance.

Posologie et Formes Médicinales :

SUCS DE VIANDE : MUSCULOSINE, plasma musculaire de
bœuf et hématique associé aux vitamines cardio-hépa-
tiques et au manganol. — HIPPOPLASINE, même composition, mais à base de plasma musculaire de cheval.

3 à 6 cuillerées à bouche par jour, chez les adultes; 3-4 cuillerées à café ou à dessert suivant l'âge des enfants.

POUDRE DE VIANDE : MYOBOVINE, poudre de viande de
bœuf pure. Même posologie que les sucs de viande;
à prendre dans du bouillon froid.

BIOCHIMIE

Très nombreuses sont les substances qui constituent le
muscle frais, dont les sucs d'expression jouissent de propriétés opothérapiques véritables, sans qu'on sache de quels
principes cette valeur dépend. On y trouve une myo-
albumine soluble, la myosinogène, qui, sous l'influence du
ferment de KUHNE ou myosinferment, se transforme par
coagulation en myosine (globuline sulfurée de FURTH), la
myostroïne (nucléoprotéide phosphorée), des peptones
dérivant de l'autodigestion ou, occasionnellement, de
fermentations microbiennes, de l'élastine et de la Kératine, une hémoglobine probablement un peu différente
de celle du sang, des substances extractives, créatine,

MUSCULOSINE BYLA

NEURASTHÉNIE   CONVALESCENCE
ANÉMIE   TUBERCULOSE

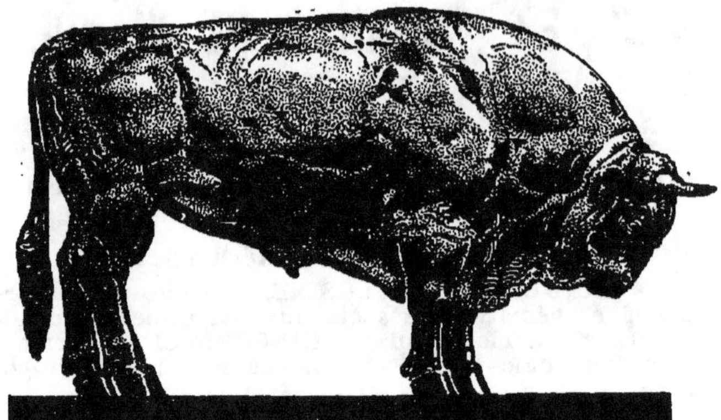

MONSIEUR LE DOCTEUR,

En formulant

" LA MUSCULOSINE BYLA "

*à base de suc musculaire de bœuf
et de Plasma Hématoglobulaire vi-
taminé, vous êtes certain de
combler les carences multiples de
vos malades déficients, car la
" Musculosine " est un vecteur*

de **MATIÈRES SALINES** (K. Na, Fe, Ph, S.)

de **VITAMINES** cardiohépato musculaires ;

d'**ALBUMINOIDES** riches en Amino-acides de

croissance : ARGININE, HISTIDINE, LYSINE, etc.

de **FERMENTS MUSCULAIRES** : CATALASES, etc.

xanthine, hypoxanthine, guanine, carnine, etc., des ferments et notamment des oxydases, du sucre en très petite quantité, du glycogène (4 p. 100 d'après PFLUGER), de l'inosite, des graisses et des lipoïdes, une phosphatide spéciale, la cruorine d'ERLANDSEN, des acides lactiques (paralactique, sarcolactique), excitants de la contraction musculaire d'après BRISSEMORET et CHEVALIER, des matières minérales solubles et insolubles, etc., etc. Au point de vue opothérapique, ce qui caractérise le muscle, c'est son pouvoir toni-nutritif et diaphylactique, qui s'affirme, d'une part, par le coup de fouet que le suc musculaire donne à tous les échanges nutritifs, et, de l'autre, par la résistance qu'il oppose aux infections microbiennes, que cette résistance soit d'ordre chimique (antitoxine) ou colloïdal (anticorps). Elle est, en tous cas, si marquée, que par un abus de langage regrettable, on a parlé de ses *immunisines*. Le fait réel est que, d'après HEIM, le muscle est bactériolytique pour le pneumocoque. De leur côté, CARNOT et DELION ont montré que la cellule musculaire résiste au bacille de KOCH et que l'inoculation expérimentale est négative ou aboutit à la sclérose. Cette dernière expérience confirme et explique la notion courante que la tuberculose du muscle est extrêmement rare et les constatations de CH. RICHET et HÉRICOURT sur la résistance à la tuberculose des chiens traités par le suc musculaire ou la viande crue. Ce sont ces constations qui ont fourni une base scientifique à l'application opothérapique.

Plus particulièrement dans ce qui précédait, nous avons fait ressortir les propriétés antibacillaires des jus de viande ; les données qui suivent vont mettre en évidence ses qualités énergétiques alimentaires.

On sait que, depuis quelques années, des recherches nouvelles, d'une importance et d'une portée considérables, sont venues modifier nos connaisances sur l'alimentation et la nutrition, et ont éclairé, d'une vive lumière, la pathogénie de certaines affections (Béribéri, Pelagre, maladie de BARLOW) dont l'étiologie était inconnue.

On savait que pour assurer l'alimentation normale de l'homme, il fallait lui donner des matières amylacées ou sucrées, des graisses, des albuminoïdes, des substances salines ; on n'ignorait pas que toutes les matières protéïques ne pouvaient convenir pour le maintenir en état d'équilibre nutritif ; on savait de même que les enfants en bas âge élevés à l'aide de lait stérilisé ou de certaines farines alimentaires contractaient fréquemment des troubles organiques ayant de grandes analogies avec le scorbut ; on se doutait également que les aliments jouaient un rôle dans l'étiologie de certaines affections exotiques et dans cet ordre d'idées, depuis longtemps déjà, on soupçonnait le riz décortiqué d'être la cause de cette épidémie infectieuse nommée Béribéri, qui sévit en Chine, au Japon et en certaines parties de l'Indochine ; mais si, dans tous ces cas, les troubles organiques étaient admirablement établis, si les caractères cliniques étaient parfaitement analysés, la cause initiale de ces différentes affections demeurait inconnue. C'est que la question est complexe ; on ne saurait, en effet, invoquer, pour expliquer ces différentes maladies, un processus simple, univoque, mais trois processus différents.

Il a fallu les travaux préliminaires des biochimistes américains, français, anglais, pour jeter une vive lumière sur ces questions ardues. Le problème comporte, en réalité, trois facteurs :

Pour maintenir un animal ou un homme en état d'équilibre alimentaire, il faut lui administrer, en dehors des matières grasses et des hydrates de carbone connus :

1° Des matières salines convenablement choisies et se présentant sous certains états chimiques déterminés;

2° Des substances albuminoïdes présentant des groupements moléculaires spécifiques;

3° Des principes particuliers dénommés *vitamines*, agissant, pour certains, à des doses infimes, faute desquels l'animal dépérit rapidement.

1° *Les matières salines indispensables.* — Ce sont celles que l'on retrouve à l'analyse dans nos organes et notre sang : le potassium, le sodium, la chaux, la magnésie, le fer, le manganèse; puis le chlore, le soufre, l'iode, le phosphore; mais il n'importe pas seulement que ces corps simples, ces *ions*, se rencontrent tous et en proportion convenable dans une ration; la manière suivant laquelle ils s'associeront entre eux pour former des sels présente, en outre, une importance considérable. Ces deux conditions sont loin d'être toujours réalisées dans certains aliments naturels, les graines, par exemple, ce qui explique, dans bien des cas, les troubles de croissance notés à la suite des régimes défectueux, riches en farines de céréales ou de légumineuses.

2° *Les substances albuminoïdes indispensables.* — Nous avons vu plus haut que les régimes exclusivement à base de farines de céréales ou de graines de légumineuses (pois, haricots) ne renfermaient pas suffisamment de matières salines pour assurer la croissance normale de l'homme ou de l'animal. Par une coïncidence curieuse, les aliments azotés (gluten) de ces mêmes farines ne permettent pas non plus de maintenir l'être vivant en état d'équilibre nutritif; c'est qu'il lui manque quelques-uns de ces groupements moléculaires spécifiques (tryptophane, bases hexoniques) dont l'organisme animal est incapable de réaliser la synthèse à partir des aliments mis à sa disposition et qui sont indispensables à la vie : ainsi donc, pour permettre la croissance normale d'un animal ou de l'homme, il ne suffit pas de lui fournir des substances azotées quelconques, des matières albuminoïdes indifférentes; il importe, au contraire, de mettre à sa disposition un choix judicieux d'aliments dans lesquels les organes qui président au phénomène de l'assimilation puiseront ces principes indispensables et qui peuvent faire défaut dans certaines rations alimentaires uniformes et par suite souvent déficientes.

(*Voir page* 261 : Le rôle des amino-acides en biologie.)

3º *Les vitamines.* — Déjà, en 1897, EYKMANN avait fait cette curieuse observation, que seuls étaient atteints de Béribéri les indigènes qui se nourrissaient exclusivement de riz glacé, c'est-à-dire non entouré de cette pellicule argentée qui constitue la balle, tandis que ceux qui utilisaient, au contraire, le grain complet (paddy) non décortiqué, jouissaient d'une santé parfaite. Il constata de même, que les poules nourries au riz glacé présentaient certains accidents nerveux analogues à ceux signalés dans le Béribéri, tandis que celles alimentées au paddy paraissaient normales.

Il remarqua, en outre, qu'il suffisait d'ajouter à la ration des oiseaux malades un peu de paddy, pour voir les accidents s'amender rapidement.

C'est seulement en 1911 que FUNK est arrivé à retirer

du son de riz une substance hyperactive qui, à la dose de quelques milligrammes, était susceptible de faire disparaître, pour un temps, tous les symptômes alarmants.

Il donna le nom de Vitamine à cette substance pour bien démontrer son rôle capital dans les phénomènes vitaux.

A la suite des recherches d'EYKMANN, des expériences analogues furent tentées par STEPP sur les souris nourries au pain traité par l'alcool bouillant, par HOPKINS sur des rats nourris avec des aliments avitaminés auxquels, dans certains cas, on ajoutait, en outre, des quantités très faibles de lait frais. Ici encore, seuls les animaux à la ration desquels était adjoint du lait, croissaient rapidement, tandis que les autres animaux s'étiolaient et dépérissaient.

Les travaux des biochimistes américains MAC COLLUM et DAVIS, OSBORNE et MENDEL, MAC LEAN, ASHLEY COOPER, etc., ont abouti à des résultats identiques.

Ces savants ont, en outre, reconnu que deux facteurs, deux vitamines, intervenaient pour assurer la croissance normale de l'animal : la vitamine A, liposoluble, soluble dans les corps gras, et la vitamine B, hydrosoluble, soluble dans l'eau.

La vitamine A existe en abondance dans tous les tissus qui sont le siège d'une activité biologique considérable, foie, feuilles vertes, jaune d'œuf, et dans le lait et le beurre. Mais il est à noter que la glande mammaire est incapable d'en faire la synthèse et que cette vitamine ne se trouve dans le lait et le beurre qu'autant qu'elle est présente dans le régime alimentaire de la femelle en lactation. Chez les animaux soumis à un régime alimentaire dépourvu de vitamines grasses, l'étiolement et le dépérissement ne tardent pas à apparaître; ils sont caractérisés par un arrêt de la croissance, par de l'amaigrissement et par de l'œdème des paupières, accompagné d'un desséchement de la cornée (xérophtalmie).

La vitamine B est particulièrement abondante dans les graines, la levure, le lait; sa suppression dans l'alimentation amène des troubles névritiques analogues à ceux que l'on observe dans le Béribéri.

Par leur activité à doses infinitésimales, par la rapidité de leur action stimulante et curative chez les animaux privés de vitamine (avitaminose), par la curieuse propriété qu'elles présentent d'être détruites par la chaleur, les vitamines se rapprochent de ces substances vitales dénommées *ferments*, avec lesquelles certains physiologistes tendent actuellement à les comparer.

Ainsi donc, ces substances sont indispensables à la vie; chaque fois qu'une des vitamines manque dans l'alimentation, pendant un temps prolongé, on ne tarde pas à constater des signes rapides de dépérissement. Quand l'une et l'autre font défaut simultanément, la mort ne tarde pas à s'ensuivre.

Si nous avons insisté sur ces nouvelles données, qui projettent une lumière si originale et si vive sur les phénomènes de l'alimentation et de la nutrition, c'est pour mieux montrer que la vie n'est pas seulement fonction de besoins alimentaires quantitatifs, comme on le croyait autrefois, mais encore qu'elle est conditionnée par des besoins *qualitatifs* qui, dans une certaine mesure, n'ont aucun rapport avec les précédents et qui se trouvent heureusement comblés par l'emploi de certaines préparations zomothérapiques.

II. INDICATIONS THÉRAPEUTIQUES

A. *Tuberculose*. — Il y a longtemps que la viande crue a été recommandée aux enfants tuberculeux, et FURSTER a obtenu par ce procédé, d'incontestables succès. DEBOVE gavait ses malades, au besoin à la sonde, avec des poudres de viande, mais cette méthode, en raison de la suralimentation subséquente, a donné beaucoup de mécomptes. CH. RICHET et HÉRICOURT, après avoir établi que les chiens tuberculisés résistent très longtemps quand on leur fait prendre de la viande crue, et que les chiens nourris de viande crue, puis inoculés résistent également bien ou en tout cas beaucoup mieux que les témoins à la tuberculose expérimentale, appliquèrent ce procédé à l'homme. Mais, remarquant que la viande crue, dont il fallait donner une quantité assez élevée (300 gr.), peut conduire à la suralimentation avec tous ses inconvénients, ils lui substituèrent le suc musculaire tout aussi actif et qui n'offre pas les mêmes dangers, et désignèrent cette méthode sous le nom de *Zomothérapie*. Les résultats observés par ces auteurs, par LESNÉ, LASSABLIÈRE, CH. RICHET fils, par JOSUAS et E. ROUX, GAL-BRAITH, DALETIER, furent très favorables dans la tuber-culose au premier degré et la prétuberculose, c'est à dire celle des suspects. Dans les tuberculoses plus avancées, on constate encore des améliorations notables, disparition de la fièvre et des sueurs nocturnes, de la diarrhée, modi-fication de l'expectoration, retour de l'appétit et du som-meil, augmentation du poids, etc. Il semble que ce soit surtout à titre préventif, chez les hérédo-tuberculeux et les personnes qui vivent dans les milieux contaminés, en contact avec des bacillaires, que le suc musculaire agisse avec le plus d'efficacité comme moyen de protection et de prévention. Enfin, dans les tuberculoses locales, on obtient également des effets satisfaisants.

B. *Syndrome anémique.* — Chez les prétuberculeux, les lymphatiques, les strumeux, le suc musculaire augmente rapidement la richesse du sang en hémoglobine. Il en est de même dans la chlorose des jeunes filles et dans les anémies infectieuses, chez les convalescents de typhoïde, de scarlatine, de grippe, de rougeole et autres maladies tuberculisantes.

C. *Troubles digestifs.* — En même temps que, chez ces malades, les fonctions hématiques se réparent, les troubles digestifs s'amendent et disparaissent et les échanges nutritifs s'améliorent. L'action apéritive et stimulante du suc musculaire à l'égard des sécrétions digestives est d'ailleurs manifeste (HÉGER). En général la diarrhée disparaît, notamment chez les tuberculeux; l'entérite chronique et l'entéro-colite guérissent souvent sous l'influence de ce traitement.

D. *Surmenage, états cachectiques.* — Dans le surmenage physique et mental des jeunes gens, DUHOURCAU a obtenu d'excellents résultats du suc musculaire; de même chez les femmes que fatigue la grossesse; enfin dans les états cachectiques, consécutifs au paludisme, au rhumatisme, à la goutte, même au cancer, dans la débilité des vieillards, cette médication, comme l'a observé AUBIN, remonte sensiblement les forces et tend ainsi à prolonger l'existence.

E. *Maladies des muscles.* — L'opothérapie musculaire n'a pas jusqu'ici donné de grands résultats dans ces affections. ALLAND cependant a rapporté un cas de myopathie primitive progressive fort amélioré par elle.

F. *Etats nerveux*. — Chez les neurasthéniques, le suc musculaire est recommandé surtout en raison de son action toni-nutritive, qui relève l'appétit, améliore la digestion, augmente les forces et par conséquent le besoin d'activité. Aussi voit-on, sous son influence, les psychasthéniques perdre de leurs obsessions et de leurs phobies.

III. FORMES

A. **Sucs musculaires.** — La viande crue, hachée ou pulpée, est un aliment plus qu'un médicament et, pour en tirer les effets thérapeutiques cherchés, il faut en administrer des quantités trop considérables. C'est pourquoi, comme on l'a vu, CH. RICHET et HÉRICOURT ont fini par donner la préférence à la Zomothérapie. Mais les sucs et plasmas musculaires sont d'une préparation délicate dans les familles; ils s'altèrent facilement et reviennent à un prix élevé; en outre, ils ne répondent qu'exceptionnellement aux conditions requises pour une activité thérapeutique constante et sûre. Aussi a-t-on tout avantage à recourir à certaines spécialités préparées à l'aide de muscles absolument frais et sains avec toutes les précautions voulues d'asepsie et de pureté.

B. **Poudres de viande.** — Les poudres de viande sont surtout des aliments; préparées à basse température, elles renferment aussi tous les principes actifs du plasma musculaire; elles peuvent donc, le cas échéant, mais dans une mesure restreinte, compléter, en cas de dénutrition prononcée, l'action des sucs de viande ou même se substituer à eux. Les *poudres de viande* sont fabriquées, les unes avec du muscle de bœuf, les autres avec du muscle de cheval, afin de satisfaire aux préférences particulières des malades. 200 grammes de ces poudres répondent à 1 kilogramme de viande fraîche. Les doses sont variables et dépendent des nécessités de la réparation nutritive. On les administre dans du bouillon, des purées, etc. Les poudres de viande diastasées sont destinées, dans le cas de troubles digestifs, à favoriser l'élaboration et l'utilisation nutritives, et se prennent généralement dans une marmelade.

C. Extraits de viande. — Les extraits de viande, particulièrement riches en matières sapides, constituent surtout des condiments, excitant les sécrétions digestives, l'appétence. Cependant ils renferment une certaine proportion (10 p. 100 environ) de matières albuminoïdes et ne sont pas dépourvus de valeur alimentaire, mais leurs propriétés opothérapiques demeurent très douteuses.

XXI

OPOTHÉRAPIE PULMONAIRE

PULMINE

(Poumons d'ovidés desséchés à froid dans le vide et pulvérisés.

Indications Thérapeutiques :

Suppurations pulmonaires, Pleurésies purulentes avec ou sans
vomique, Tuberculose.

Pharmacologie et Posologie :

FORME SOLIDE

OPO-PULMINE : 1 gr. = 6 gr. poumon frais de mouton.
En *cachets* de 0,25, 0,50 et 1 gr.; 2 à 4 par jour.
(Boîtes de 12 et 24 cachets.)

FORME LIQUIDE

EXO-PULMINE : 10 gr. = 5 gr. poumon frais de mouton.
2 à 4 cuillerées à dessert par jour.
(Flacon de 150 cent. cubes.)

I. PHYSIOLOGIE

Le poumon est physiologiquement un organe d'échanges entre les principes volatils du sang et le milieu gazeux
ambiant. Par sa structure alvéolaire à lame épithéliale
très mince, il ne semble guère propre à la production
d'une sécrétion interne effective. Cependant certains faits
ne paraissent explicables que par l'intervention d'une
hormone pulmonaire. C'est ainsi que, d'après CARNOT,
chez les chiens dont les nerfs respiratoires ont été section-
nés mais dont le centre respiratoire est resté intact, la respiration continue rythmiquement pendant un certain temps.

On sait, d'autre part, que la tuberculose détermine certaines déformations des extrémités (doigts hippocratiques) de même que les longues suppurations pleuro-pulmonaires (ostéo-arthropathie hypertrophiante pneumique de MARIE). A l'origine de ces troubles histogénétiques, il est donc permis d'entrevoir la déficience d'une sécrétion interne causée par l'étendue et la durée des lésions pulmonaires.

II. INDICATIONS THÉRAPEUTIQUES

A. *Suppurations pulmonaires.* — ARNOZAN, BRUNET et CASSAET, DEMONS et BINAUD, ont employé le suc pulmonaire dans des cas de kyste hydatique suppuré avec vomique, des cas de fistule pleurale et des cas de pleurésie purulente avec ou sans vomique, dont deux furent traités par ponctions successives avec pleurotomie. Dans 7 observations sur 10, la guérison a été constatée. ARNOZAN note que cette médication amène parfois un peu de sang dans les crachats ou dans le pus des incisions pleurales, mais on ne doit attacher aucune importance à ces manifestations passagères. Cependant si, au bout d'une quinzaine de traitement, l'amélioration n'est pas nette, si l'état général n'est pas sensiblement modifié, l'expectoration devenue fluide et sans fétidité, il est inutile d'insister plus longtemps et il faut recourir à l'intervention. D'ailleurs, après cette intervention, l'opothérapie pulmonaire rend encore d'appréciables services.

B. *Tuberculose.* — Expérimentalement, les cobayes qui reçoivent du suc pulmonaire résistent longtemps à l'inoculation tuberculeuse; GRAUDE et H. GRASSET appliquèrent ce traitement à la tuberculose de l'homme sous forme de poudre de poumon; il y eut quelques résultats, modification et diminution de l'expectoration, disparition de la fièvre, retour de l'appétit, augmentation du poids. Cependant ARNOZAN et BRUNET qui ont à peu près totalement échoué avec ce même moyen, ne s'en montrent pas partisans à cause des hémoptysies qu'il peut provoquer.

C. *Coqueluche, laryngite.* — H. GRASSET a employé l'opothérapie pulmonaire avec un certain succès dans quelques cas de coqueluche et de laryngite.

XXII

OPOTHÉRAPIE THYMIQUE

THYMINE

(Thymus de veau desséché dans le vide à basse température et pulvérisé.)

Indications Thérapeutiques :
Rachitisme; Myopathie, Maladie de Basedow; Tuberculose.

Pharmacologie et Posologie :
FORME SOLIDE
OPO-THYMINE : 1 gr. = 10 gr. thymus frais de veau.
En *cachets* de 0,10, 0,25 et 1 gr.; 2 à 4 par jour.
(Boîtes de 12 et 24 cachets.)

I. PHYSIOLOGIE

Le thymus est un organe transitoire qui apparaît au cours de la vie intra-utérine, se développe jusqu'à la troisième année, puis regresse et n'existe guère, chez l'adulte, qu'à l'état de vestige. Il est logé entre les deux poumons, en avant du cœur et en arrière du sternum, à la face antérieure du cou, et composé de deux lobes indépendants, droit et gauche, constitués, en dernière analyse, par des lobules présentant une substance corticale, largement vascularisée, à cellules granuleuses et à corpuscules de HASSALT. C'est donc bien une glande vasculaire san-

guine sans canal excréteur. Mais ces fonctions sont mal
définies. On sait qu'il est capable de reviviscence chez
l'adulte (FRIEDLEBEN, K. BASCH) et que l'ablation de
la thyroïde entraîne généralement l'atrophie du thymus
et *vice versa*. Cependant les phénomènes consécutifs à
cette ablation sont loin d'être réguliers. TORCELLI et LO
MONACO, LUCIEN et PARISOT ont constaté que les animaux, mêmes très jeunes, peuvent vivre sans thymus, bien
que leur croissance soit retardée et leur taille réduite et
qu'ils maigrissent malgré une augmentation marquée de
l'appétit. ABELOUS et BILLARD, GHIKA considèrent que
la thymectomie est finalement mortelle, après accidents
asthéniques, paralytiques, puerpériques; les surrénales,
l'hypophyse, la thyroïde sont peu ou pas modifiées, le
foie et surtout la rate diminuent de volume et les glandes
génitales se développent mal. D'après BASCH, la suppression du thymus exagère l'élimination des sels de calcium,
d'où le ralentissement de l'évolution osseuse et le retard
de consolidation des fractures. Pour PATON et GOUDAL,
la thymectomie diminue la résistance des animaux aux
infections, pour MAC LENNAN, elle l'augmente et guérit
parfois le rachitisme des chiens. Récemment MARIO
BARBARA est revenu sur ce point, et d'après ses expériences, l'insuffisance thymique prédisposerait aux infections, à la tuberculose en particulier, la sécrétion de cette
glande ne serait pas antitoxique, mais agirait sur la leucopoïèse et élèverait l'index opsonique. Au milieu de ces
constatations contradictoires, il est difficile de se reconnaître.

Les effets des injections de suc thymique n'éclairent
pas beaucoup la question. BASCH, SVEHLA, PARISOT et
LUCIEN, SCHWARTZ, LÉDERER ont observé une baisse

de la pression sanguine avec accélération du pouls; celle-ci serait due à une action directe sur le cœur, celle-là à la choline que renferme le suc. GOUIN et AUDOUARD notent de la diurèse qu'ils attribuent à une action sur le foie. Pour SOKOLOFF, l'accélération du pouls ne s'observe qu'avec les doses faibles; il y aurait au contraire ralentissement avec les doses fortes. Ces dernières provoquent ordinairement des vomissements, de la diarrhée, de la dyspnée, des convulsions et la mort.

En résumé, rien de certain sur le rôle physiologique du thymus. Il semble être seulement un agent d'équilibre de la croissance et de la fonction thyroïde et, peut-être, de la leucopoïèse.

II.   INDICATIONS THÉRAPEUTIQUES

A. *Rachitisme.* — L'action du thymus sur le squelette et le métabolisme du calcium a été utilisée avec de bons résultats par STOPATO et par BLONDEL contre le rachitisme, la débilité congénitale, les retards de croissance. Le poids notamment se relève d'une manière régulière.

B. *Myopathies.* — Dans plusieurs cas de myopathie pseudo-hypertrophique, MACALISTER et PITRES ont obtenu une amélioration sensible par l'emploi de l'opothérapie thymique.

C. *Maladie de Basedow.* — Beaucoup d'auteurs, RUHSTON, PARKER, BOISVERT, OWEN, MICULICZ, MAUDÉ, W. MACKENSIE, ont constaté des améliorations appréciables dans le goître exophtalmique, mais ces améliorations portent sur l'état général et non sur les lésions thyroïdiennes. BLONDEL recommande aussi l'opothérapie

thymique dans les diverses manifestations de basedowisme
déclenchées par les émotions intenses et prolongées de la
guerre et dont l'une des plus fréquentes est la stérilité de
la femme. Cette médication lui a donné, dans plusieurs
cas, d'excellents résultats.

D. *Tuberculose.* — BOIGEY, partant de l'idée que
l'immunité des très jeunes enfants vis à vis de la tuberculose est due à l'activité plus grande, à cet âge, du thymus,
le préconise cru, à la dose quotidienne de 10 à 20 gr.,
contre la tuberculose.

E. *Cancer.* — GOWER a constaté, à la suite d'injection du suc de thymus, l'amélioration de certains cancers;
les douleurs s'atténuent ou disparaissent et parfois la
tumeur rétrocède.

XXIII

OPOTHÉRAPIE OSSEUSE

POUDRE D'OS FRAIS

Indications Thérapeutiques :
Troubles ostéogènes, Grossesses répétées, Allaitement, Phosphaturies, Convalescences traînantes, Décalcification et Rachitisme.

Posologie :
De 1 à 4 gr. par jour suivant l'âge et l'affection.

Formes Médicinales :
Cachets. — En boîte de 12 et 24 cachets, dosés à 0,25 l'un.

I. PHYSIOLOGIE

Ce n'est pas en considération des fonctions particulières du tissu osseux que celui-ci a été employé en opothérapie, mais pour l'alibilité plus grande des diverses matières minérales qui y sont incluses. Déjà LIEBIG et J.-B. DUMAS avaient expérimentalement constaté que les principes minéraux s'assimilent et se fixent beaucoup mieux dans l'organisme quand ils ont été au préalable « vitalisés », c'est à dire sont entrés dans le complexe d'un être vivant. Plus récemment BUNGE, au point de vue physiologique, et ALBERT ROBIN au point de vue clinique, ont fait les mêmes constatations. Par suite, quand on veut reminéraliser un malade en phosphore et en sels de calcium, il est indiqué d'utiliser la poudre d'os, et surtout, comme l'a préconisé ANGELVIN, d'os vivant, comprenant le pé-

rioste et le corps osseux (osséine, phosphate, carbonate,
fluorure de calcium) et les cellules actives de la moëlle
rouge, les graisses étant éliminées. C'est là, en effet, une
préparation vraiment opothérapique, parce qu'elle agit non
seulement comme minéralisateur, mais aussi comme excitant de l'activité des éléments constitutifs du tissu osseux.

II. INDICATIONS THÉRAPEUTIQUES

Ainsi qu'on l'a vu ci-dessus, l'indication essentielle
de l'opothérapie osseuse est la minéralisation dans toutes
ses modalités. Elle est donc recommandée dans la *démi-
néralisation des prétuberculeux et des tuberculeux*, démi-
néralisation qui, comme l'ont montré GAUBE, CHARRIN,
ALBERT ROBIN, RÉNON, etc., constitue un des facteurs
de l'ensemencement et de la prolifération bacillaires; la
poudre d'os vivant représente ici une des formes les plus
parfaites de la *recalcification de* FERRIER, *dans la décalcification mercurielle des syphilitiques;* dans le *rachitisme,*
l'*ostéoporose* et tous les *troubles de l'ostéogénèse,* dans les
grossesses répétées, l'*allaitement* et toutes les *phosphaturies;* enfin dans les *convalescences traînantes des infections tuberculisantes.* Il ne faut pas oublier, au surplus,
que par les éléments myélogènes qu'elle renferme, la
poudre d'os vivant est un activant de l'hématopoïèse.

OPOTHÉRAPIE CUTANÉE

TÉGUMENTINE

*(Extrait total pur, dessication à froid dans le vide des tissus
tégumentaires du porc.)*

Indications Thérapeutiques :

Affections cutanées, notamment dans la Dermatite exfoliatrice
récidivante. (HALLOPEAU et FAIVRE.)

Posologie :

De 1 à 4 grammes par jour, suivant le cas et en
usage externe dans les brûlures étendues.

Formes Médicinales :

CACHETS DE TEGUMENTINE à 0 gr. 50 et 1 gr.; boîtes de
12 et de 24. — 2 à 4 cachets par jour.

I. PHYSIOLOGIE

La peau est extrémement riche en glandes à sécrétion
externe (glandes sudoripares, glandes sébacées). Possède-
t-elle une sécrétion interne? Certains faits tendraient à le
laisser supposer. On sait, en effet, que le vernissage de la
peau des animaux entraîne des accidents toxiques graves,
de même que les brûlures étendues et certaines dermatoses
malignes. Or ces accidents, VASSALE et SACEKI l'ont
prouvé, ne sont pas sous la dépendance de la suppression
des fonctions nerveuses de la peau. Il faudrait donc faire
intervenir un empoisonnement par résorption de certains
produits normalement neutralisés par la sécrétion cutanée
interne. Mais ce sont là des vues hypothétiques et il semble

que l'opothérapie cutanée agisse surtout en favorisant la réparation tégumentaire.

II. INDICATIONS THÉRAPEUTIQUES

On a admis (DELAUNAY) une relation entre le fonctionnement de la peau et celui de la moëlle osseuse, puisque beaucoup d'affections cutanées (herpès, pemphigus, dermatite polymorphe, exfoliatrice, etc.) sont accompagnées d'éosinophilie, et (GAUDICHARD) entre le fonctionnement de la peau et de la nutrition générale, puisque l'opothérapie cutanée semble favoriser l'augmentation du poids. Quoiqu'il en soit, c'est surtout contre les dermatoses qu'on a employé l'extrait de peau, et HALLOPEAU et FAIVRE en ont obtenu de bons résultats, notamment dans la dermatite exfoliatrice récidivante. CARNOT le recommande également dans les brûlures étendues.

LA MÉDICATION PLURI-GLANDULAIRE

Au point de vue physiologique, et plus particulièrement en ce qui concerne le métabolisme, il semble que l'on puisse diviser les glandes à sécrétion interne en deux groupes : le premier renfermant les glandes qui ont la propriété de retarder les phénomènes d'assimilation; le second celles qui ont la faculté de les accroître ; à celui-ci se rattachent la thyroïde, la surrénale et peut-être l'hypophyse; dans celui-là se rangent le pancréas et les parathyroïdes. Les glandes du deuxième groupe interviennent pour accélérer la destruction des protéiques, la mobilisation des sucres, le métabolisme des graisses et les sécrétions hydrique et saline. Celles du premier groupe, antagonistes physiologiques des autres, paraissent avoir, au contraire, une action inhibitrice sur les glandes hypophysaires, thyroïdiennes ou surrénales.

Au point de vue opothérapique, les associations pluriglandulaires d'extraits seront utiles dans bien des cas, non seulement pour combattre des insuffisances glandulaires multiples simultanées, mais aussi pour éviter, en stimulant un organe par l'extrait correspondant, d'exercer une action inutile ou même nuisible sur d'autres organes que le même extrait est capable d'inhiber. C'est ainsi par exemple que l'association thyro-ovarienne produit des résultats favorables dans la maladie de Dercum, la sclérodermie et l'acromégalie; que la médication hypophyso-ovarienne améliore les myasthéniques.

Dans certains cas, au contraire, il sera nécessaire d'utiliser l'action antagoniste de certaines glandes. C'est ainsi, par exemple, que la médication hypophysaire tend à créer un état d'hypothyroïdie légère; pour éviter cet inconvénient, et quand on veut laisser à la thyroïde toute son activité sécrétoire, il sera bon d'adjoindre à l'hypophyse, une certaine quantité de thyroïde dont l'action tendra à créer un état d'hyperthyroïdie compensatrice. On devra également savoir que l'opothérapie hypophysaire excite la fonction surrénale, que la médication ovarienne inhibe l'effet déprimant de l'hypophyse sur le corps thyroïde, toutes indications utiles pour réaliser des associations judicieuses d'extraits, en vue d'harmoniser les synergies glandulaires (RÉNON et DELILLE).

Nous donnons ci-après quelques exemples de ces associations pluriglandulaires.

Opothérapie duodéno-pancréatique :
Diabète pancréatique, entérites.

Opothérapie placento-mammaire :
Hypogalactie.

Opothérapie hémo-ostéomédullaire :
Anémies graves, hémorragies.

Opothérapie hypophyso-orchitique :
Infantilisme masculin, myxœdème, infantilisme tardif de l'adulte.

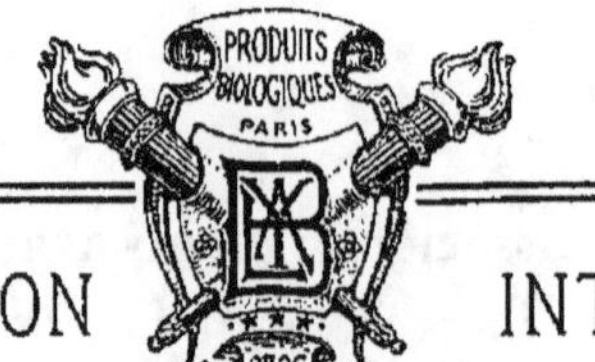

PRODUITS
BIOLOGIQUES
PARIS

Opothérapie surréno-hypophysaire :

> Asthme essentiel, myasthénies, insuffisance surrénale, basedowisme.

Opothérapie surréno-thyroïdienne :

> Retards de croissance.

Opothérapie thyro-hypophysaire :

> Syndromes pluriglandulaires, sclérose, infantilisme, obésités glandulaires.

Opothérapie thyro-hypophyso-orchitique :

> Insuffisances pluriglandulaires.

Opothérapie thyro-hypophyso-ovarienne :

> Syndrome adiposo-génital, troubles de la ménopause.

Opothérapie thyro-orchitique :

> Infantilisme masculin, myxœdème, infantilisme tardif de l'adulte.

Opothérapie thyro-ovarienne :

> Insuffisances thyroïdiennes, aménorrées, tendances à la virilisation.

POSOLOGIE
(*voir page* 27).

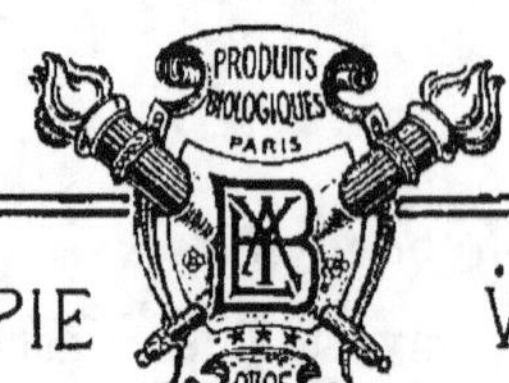

OPOTHÉRAPIE VÉGÉTALE

DOSAGE CHIMIQUE ET PHYSIOLOGIQUE RIGOUREUX

Tout le suc inaltérable de la
Plante fraîche et vivante
stabilisé et concentré dans les

Energétènes BYLA

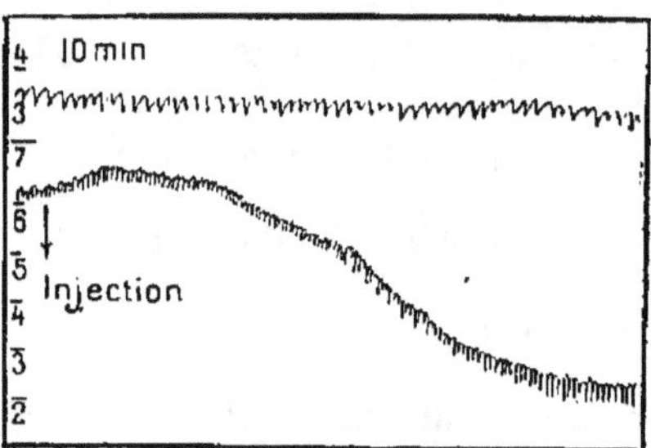

Energétène de Gui

ACTIVITÉ PHARMACODYNAMIQUE CONSTANTE
XXXVI gouttes représentent 1 gr. Energétène ou 1 gr. Plante fraîche

de DIGITALE, de COLCHIQUE
X-XXX gouttes par jour.

de GENET, de MUGUET, de GUI, de SAUGE, d'AUBÉPINE
XXX à L gouttes par jour.

de CASSIS, de MARRONS D'INDE de VALÉRIANE
2 à 3 cuillerées à café par jour.

OPOTHÉRAPIE VÉGÉTALE

ÉNERGÉTÈNES

Indications Posologiques

PREMIER GROUPE

ÉNERGÉTÈNE DE COLCHIQUE
ÉNERGÉTÈNE DE DIGITALE

Doses moyennes : de X à XXX gouttes par jour.

DEUXIÈME GROUPE

ÉNERGÉTÈNE D'AUBÉPINE
ÉNERGÉTÈNE DE GENET
ÉNERGÉTÈNE DE GUI
ÉNERGÉTÈNE DE MUGUET
ÉNERGÉTÈNE DE SAUGE

Doses moyennes : de X à XXX gouttes, trois fois par jour.

TROISIÈME GROUPE

ÉNERGÉTÈNE DE RIBES NIGRUM
ÉNERGÉTÈNE DE MARRONS D'INDE
ÉNERGÉTÈNE DE VALÉRIANE

Doses moyennes : de 2 à 3 cuillerées à café par jour.

I

LES
ÉNERGÉTÈNES VÉGÉTAUX

(Sucs purs de plantes fraîches.
Chimiquement dosés et Physiologiquement éprouvés.)

Propriétés générales des Energétènes.

Il est acquis désormais qu'il y a une grande différence, sous le rapport des effets, entre les préparations
galéniques de plantes fraîches et les principes définis, alcaloïdes, glucosides, etc., qu'on retire de ces mêmes plantes.
Ceux-ci ne préexistent pas, en réalité, dans le végétal
vivant, mais résultent, la plupart du temps, d'oxydations,
d'hydrolyses, de décompositions se produisant sous l'influence de la dessiccation, des solvants et des réactifs employés. Ce sont donc, en quelque sorte, des produits artificiels, des corps morts, et s'ils ont rendu d'immenses services,
qu'il serait vain de contester, ils se sont montrés cependant
d'action plus brutale, moins équilibrée, moins harmonieuse
pourrait-on dire, que les préparations totales des plantes
dont on les retire, et par conséquent différents de propriétés
et moins riches d'applications. Dans la plante vivante, en
effet — en dehors des molécules très complexes et fragiles
qui se disloquent au cours des manipulations, tel l'acide
protocitrarique du lichen d'Islande se *cassant* en citrarin
et acide fumarique, et donnent ainsi naissance à des
dérivés définis et stables — on trouve encore des protéines,
des ferments, des combinaisons organo-métalliques, qui

participent nécessairement aux phénomènes vitaux de la cellule végétale et sans aucun doute de la cellule animale, puisque les mêmes substances se trouvent dans les deux règnes. On comprend ainsi l'intérêt qu'il y a à obtenir de la plante entière vivante ses matériaux préformés et intacts, avec leurs qualités synergiques et équilibrantes, que les vieux thérapeutes ont su utiliser si avantageusement, mais que la facilité de manipulation des alcaloïdes et des glucosides nous a trop fait perdre de vue. « Les vertus des plantes sont leurs *facultés vitales* », disait justement VAN HELMONT. C'est cela qu'ont mis en lumière les remarquables travaux du professeur G. POUCHET et de son école, et c'est à cela que tendent, comme l'a montré le professeur PERROT, les efforts actuels des pharmacologues.

Ils ont été couronnés de succès. Nous désignons sous le nom d'*Energétènes* des sucs de végétaux préparés à l'abri de l'air, sans le secours de la chaleur, par l'action de dissolvants neutres, de manière à assurer leur conservation indéfinie. Ces sucs sont obtenus à partir de plantes fraîches cultivées spécialement par les méthodes rationnelles appropriées ou récoltées sur le terrain d'élection au moment le plus favorable; ils se présentent sous la forme d'un liquide brun, possédant l'odeur et la saveur des plantes qui ont servi à leur préparation et correspondent, poids pour poids, à celui de la plante fraîche. *L'étude pharmacodynamique et le dosage physiologique* de ces Energétènes sont faits pour chacun d'eux et indiqués sur le flacon qui les contient, de telle sorte que le médecin se trouve avoir ainsi entre les mains une série de médicaments très actifs, dont il connaît exactement l'activité et la toxicité et qu'il peut en conséquence prescrire en toute sécurité.

Ces *Energétènes* ne peuvent être confondus ni avec

les dialysés, ni avec les teintures ou alcoolatures. Ils ne sauraient non plus être comparés aux extraits dits Américains, ni aux extraits de plantes fraîches stérilisées par la chaleur en présence de l'alcool, toutes préparations dont la teneur en principes actifs est des plus variable, suivant les plantes avec lesquelles on les prépare et aussi en raison des changements subis par leurs constituants sous l'influence de l'air et de la chaleur.

Les *Energétènes* n'ont pas d'équivalent dans les diverses pharmacopées, parce que, seuls, ils présentent à l'état *vitalisé*, comme le reconnaît CARLES, non seulement les principes actifs spécifiques proprement dits à l'état de *micelles*, ainsi que l'ont constaté CHEVALIER et BRISSE-MORET, c'est-à-dire doués d'un pouvoir pharmacodynamique très supérieur à celui des mêmes corps cristallisés, mais aussi les albuminoïdes, les pigments, les enzymes, les combinaisons organo-métalliques colloïdales de la plante vivante avec toutes les propriétés qui leur sont inhérentes, ce que jusqu'ici aucune préparation galénique n'avait pu réaliser.

A noter que tous les *Energétènes* donnent uniformément *trente-six gouttes au gramme.*

PREMIER GROUPE

ÉNERGÉTÈNE
DE FLEURS DE COLCHIQUE

(Antigoutteux, Analgésique.)

Dose moyenne :

X à XXX gouttes par jour.

Contient la colchicine et la colchicéïne de la fleur.
X gouttes correspondent comme activité à 2/10 de milligr.
de colchicine cristallisée.

Analgésique par action nerveuse centrale et périphérique. Eliminateur d'acide urique. Irritant de l'intestin.

Indications Thérapeutiques :

Goutte.

A. *Physiologie.* — Le colchique (*Colchicum automnale*) présente, surtout dans les fleurs fraîches, de la colchicine et de la colchicéine et une résine diurétique. Dans le reste de la plante et à l'état sec, ces corps sont moins abondants, moins actifs et inégaux au point de vue de la teneur, tandis que l'*Energétène* renferme en proportion maxima et constante tous les principes du colchique vivant.

Physiologiquement, il exerce une action analgésique locale et générale, une action diurétique par sa résine et une action légèrement irritante sur l'intestin par la colchicine. Ce sont ces deux actions combinées et agissant pour dériver les déchets toxiques qui interviennent favorablement dans l'accès de goutte inflammatoire. Cet *Energétène* n'est pas toxique. Seule, l'apparition de la diarrhée, en limite les doses.

— 240 —

ÉNERGÉTÈNE DE DIGITALE

(Toni cardiaque. Diurétique.)

Dose moyenne :

X à XXX gouttes par jour.

Contient la digitaline, la digitaléïne, la digitonine, la lutéoline.
X gouttes correspondent comme activité à 1/10 de millig.
de digitaline cristallisée.

Régulateur et modérateur cardiaque par action sur le système nerveux central et intracardiaque. Toni-cardiaque par action sur la myocarde. Vaso-constricteur par action vasculaire. Diurétique par action sur l'épithélium rénal.

Indications Thérapeutiques :

Hyposystolie. X à XV gouttes pendant 4 à 5 jours. Interrompre 8 à 15 jours, puis reprendre; *Rétrécissement mitral.* contre la dyspnée, X à XX gouttes 3 à 4 jours de suite tous les 15 jours; *Endocardite* et *Péricardite,* X à XV gouttes pendant 2 à 5 jours; *Palpitations* et *Tachycardie,* V à VI gouttes pendant 8 jours; *Asthme cardiaque, Dyspnée,* liés aux cardiopathies organiques, XV à XX gouttes 2 à 3 jours; *Artériosclérose* avec *néphrosclérose* et bruit de galop, comme tonique et diurétique, V à X gouttes pendant 8 jours; *Grippe, pneumonie, pleurésie, rhumatisme articulaire,* comme toni-myocardique et surtout comme diurétique, V à XV gouttes pendant 4 à 5 jours.

A. *Physiologie.* — La digitale, disait HUCHARD, est le grand remède du cœur et, sans elle, la cardiothérapie ne serait pas. Le savant clinicien condensait ainsi en quelques mots le résultat d'une longue expérience. Mais tandis que TROUSSEAU, CONSTANTIN PAUL, VULPIAN, HIRTZ employaient de préférence les préparations galéniques de digitale (*digitalis purpurea*), d'autres cliniciens employaient surtout les corps définis extraits de la plante et principalement la digitaline cristallisée. Deux raisons à cet emploi : action plus rapide, brutale de la digitaline, capable de mettre un terme aux accidents qui menacent à bref délai la vie; constance et régularité des effets que ne peuvent fournir les préparations galéniques de plantes sèches.

Les recherches actuelles ont ramené la question sur son véritable terrain. La digitaline reste l'arme des cas d'urgence, elle agit vite et fort, mais passagèrement et son action est physiologiquement incomplète. La préparation galénique s'applique plus à la faiblesse qu'à la défaillance du cœur, à l'hyposystolie qu'à l'asystolie; elle agit plus lentement, mais d'une façon durable, et son influence s'exerce sur le rein dont elle force la barrière mieux que ne le fait la digitaline. Mais ces indications et ces avantages de la préparation galénique ne sont assurés que par la constance rigoureuse de son activité. C'est à quoi répond l'*Energétène de Digitale.*

En effet, au cours de la dessiccation, les principes de la plante subissent de profondes modifications. BRISSEMORET et JOANIN ont découvert, dans la digitale fraîche, une oxydase qui transforme et détruit la digitaline et les glucosides, de telle sorte que, au bout de quelques mois, les feuilles sèches de digitale perdent la moitié et même les trois-quarts de leur action thérapeutique, comme l'ont constaté POUCHET, HUCHARD, FOCKE, DIÉTRICH, etc. Enfin CHEVALIER a prouvé que l'activité des principes de la digitale dépend de leur état colloïdal qui disparaît par la dessiccation. De là, la supériorité de la préparation galénique, représentant la totalité des principes actifs dans l'état où ils se trouvent dans la plante fraîche, de conservation parfaite et d'activité thérapeutique égale qu'est l'*Energétène de Digitale.*

Il renferme 0 gr. 015 de digitaline par 100 cc. et, en outre, la digitaléïne, la digitonine, la lutéoline, des albumines, des oxydases, c'est à dire tous les constituants de la plante vivante. D'après DEJEAN, son titrage est fixe et sa limite de toxicité toujours la même dans le même

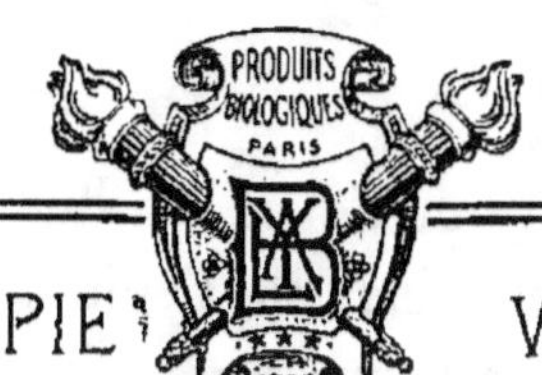

OPOTHÉRAPIE VÉGÉTALE

DOSAGE CHIMIQUE ET PHYSIOLOGIQUE RIGOUREUX

Tout le suc inaltérable de la
Plante fraiche et vivante
stabilisé et concentré dans les

Energétènes BYLA

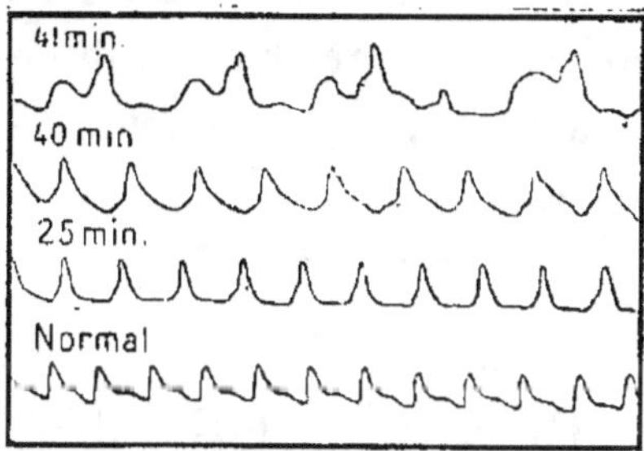

Energétène de Digitale

ACTIVITÉ PHARMACODYNAMIQUE CONSTANTE
XXXVI gouttes représentent 1 gr. Energétène ou 1 gr. Plante fraiche

de **DIGITALE**, de **COLCHIQUE**
X-XXX gouttes par jour.

de **GENET**, de **MUGUET**, de **GUI**,
de **SAUGE**, d'**AUBÉPINE**
XXX à L gouttes par jour.

de **CASSIS**, de **MARRONS D'INDE**
de **VALÉRIANE**
2 à 3 cuillerées à café par jour.

temps; son pouvoir diurétique, attribué par Brissemoret à l'action de la lutéoline sur l'épithélium rénal, est très net; son action tonique sur le myocarde, son action régulatrice et modératrice par l'intermédiaire du système nerveux intracardiaque, sont constantes et régulières, ce qui l'indique, au lieu et place des macérations et infusions de feuilles de digitale et autres préparations galéniques et même de la digitaline, quand il n'y a pas urgence : dans tous les cas où le myocarde a tendance à fléchir, dans les cardiopathies chroniques où, comme l'a dit Huchard, il faut maintenir le cœur sous l'influence de doses faibles et prolongées de digitale, et surtout dans les cardiopathies avec lésions rénales, où il présente, en raison de son action sur le rein, un avantage marqué sur toutes les autres préparations digitaliques.

DEUXIÈME GROUPE

ÉNERGÉTÈNE D'AUBÉPINE
(Cratægus Oxyacantha.)
Régulateur cardiaque et vasculaire.

Dose moyenne :
X à XXX gouttes, 3 fois par jour.
Vasodilatateur, hypertenseur par action vasculaire périphérique.
Régulateur cardiaque indirect. Diurétique.

Indications Thérapeutiques :
Eréthisme cardiaque, Anémie, Neurasthénie, Artériosclérose, Néphrosclérose. Action lente et persistante. Médication de longue haleine.

L'aubépine est un toni-cardiaque indirect agissant par vaso-dilatation périphérique. C'est un régulateur du rythme préconisé avec succès par HUCHARD contre les troubles fonctionnels du cœur, l'éréthisme, les palpitations, les faux-pas, etc. Diurétique doux, qui peut aussi être utilisé dans l'artério-sclérose et la néphrite chronique.

ÉNERGÉTÈNE DE GENÊT

(Diurétique, Régulateur cardiaque.)

Dose moyenne :

X à XXX gouttes, 3 fois par jour.

Contient la spartéïne et la scoparine de la fleur de genêt. X gouttes correspondent comme activité à 7 milligr. de spartéïne et de scoparine.

Régulateur et toni-cardiaque par action sur le système nerveux central. Diurétique par action sur l'épithélium rénal.

Indications Thérapeutiques :

Hyposystolie, Insuffisance mitrale, Cardiopathies artérielles, Artériosclérose, Néphrites, Œdèmes.

A. *Physiologie.* — Les tiges et les feuilles de genêt à balais (*Genista scoparia*) contiennent un alcaloïde, la spartéïne, qui a été étudiée par LABORDE et utilisée par GERMAIN SÉE. C'est un régulateur cardiaque, qui augmente l'intensité des contractions du cœur, tout en les ralentissant et les régularisant; il n'a d'action ni sur la pression vasculaire ni sur la diurèse. Mais, dans les fleurs de la même plante, existe en même temps, une substance jaune cristalline, la scoparine, qui est puissamment diurétique et dont l'effet vient compléter celui de la spartéïne. De là, la préférence accordée à l'*Energétène de Genêt*, qui, associant ces deux principes, produit un résultat pharmacodynamique que ne réalisent ni la spartéine seule, ni la scoparine seule, laquelle se détruit d'ailleurs par simple dessiccation.

B. *Indications et posologie.* — HUCHARD le préconise

surtout dans l'insuffisance mitrale avec arythmie et dys-
systolie et dans l'hyposystolie au début. Agissant presque
exclusivement sur le système nerveux central, il est aussi
recommandé dans les myocardites, les œdèmes et l'ascite,
dans l'insuffisance rénale et la dépression cardiaque des
infections. Quoique moins actif dans l'asystolie avec hydro-
pisie et congestions viscérales, il peut cependant s'intercaler
avec avantage entre les cures digitaliques.

ÉNERGÉTÈNE DE GUI

(Vaso dilatateur, Antiscléreux, Antihémorragique.)

Dose moyenne :

X à XXX gouttes, 3 fois par jour.

Contient l'alcaloïde, les saponines et l'inosite du gui.

Hypotenseur par action centrale sur les vaso-dilatateurs.
Dépresseur de l'excitabilité exagérée; toni-cardiaque par
action myocardique; diurétique par action cardio-rénale.

Indications Thérapeutiques :

*Artériosclérose, Hypertension, Cardiopathies artérielles, Albu-
minurie, Néphrosclérose, Eclampsie, Hémoptysies, Hémorragies, Ménorragies, Epistaxis, Migraines.*

A. *Physiologie.* — A l'état frais, le gui (*Viscum
album*) renferme un grand nombre de substances, qui ont
été étudiées par CHEVALIER et parmi lesquelles on doit
mentionner un alcaloïde volatil, deux glucosides de la
famille des saponines, une oxydase, de l'inosite (TANRET),
l'acide viscique (PAWLESKY), une résine drastique. La
dessication et la fermentation de la tige donnent naissance
à la glu, de laquelle PERSONNE et REINSCH ont retiré
des dérivés d'hydrocarbure, la viscine et la viscachoutine,
dénuées de propriétés physiologiques.

D'après CHEVALIER, l'alcaloïde et les glucosides
exercent des actions antagonistes, l'alcaloïde étant un exci-

tant bulbo-médullaire hypertenseur, les glucosides des dépresseurs bulbo-médullaires et des hypotenseurs par effet
double central et périphérique (vaso-dilatateur). Toutefois, l'action des glucosides l'emporte de beaucoup sur
celle de l'alcaloïde, ce qui fait que la préparation galénique
est hypotensive et diurétique, quand elle résulte de plantes
fraîches; les extraits, alcoolatures et teintures de plantes
sèches sont au contraire inactives, parce que la dessication,
la chaleur, les solvants ordinaires détruisent les principes
actifs, même l'inosite et que les glucosides sont insolubles
dans l'alcool. Par son mode de fabrication, à l'abri de l'air
et de la chaleur, au moyen de dissolvants neutres, l'*Energétène de Gui* contient tous les principes de la plante
vivante et représente donc la seule préparation galénique
douée d'une activité réelle et constante.

Poursuivie par CHEVALIER, l'étude physiologique de
l'*Energétène de Gui* a montré qu'il agit surtout sur l'appareil circulatoire, déterminant, par le moyen des centres
bulbo-médullaires, la vaso-dilatation et l'abaissement consécutif de la tension artérielle, progressif et durable;
secondairement, il agit sur le cœur dont il renforce l'énergie (BRISSEMORET et CHEVALIER), sur les sécrétions et
spécialement sur le rein, dont il augmente l'élimination
urinaire, et enfin sur l'excitabilité musculaire qu'il modère.
A doses thérapeutiques, il n'a pas d'effets irritants sur
l'appareil gastro-intestinal; ce n'est qu'aux fortes doses
qu'il peut produire un peu de diarrhée et quand cet accident survient, il indique par conséquent que la limite de
tolérance est atteinte. L'élimination d'ailleurs est rapide.

B. *Indications et posologie.* — L'action dominante
de l'*Energétène de Gui* est l'hypotension. Il est donc par-

ticulièrement indiqué dans l'artériosclérose, l'athérome, l'hypertension des goutteux et des uricémiques (GAULTIER, BONHOMME) pour obtenir le relâchement durable du spasme artériel. PEDALI, HUCHARD, LEBRETON-OLIVEAU le prescrivent dans l'albuminurie des néphrites et l'éclampsie; enfin GAULTIER, VACHER, BONHOMME l'emploient pour arrêter les hémoptysies des tuberculeux, les épistaxis de la puberté et les ménorrhagies de la ménopause.

L'*Energétène de Gui* s'administre à la dose de XX à XXX gouttes 3 à 4 fois par jour. Chez les artérioscléreux et les réno- cardiaques, il y a avantage à ordonner LXXX à C gouttes, au début, par doses fractionnées dans les 24 heures, puis, quand la tension a fléchi, descendre à XX—LX gouttes par jour, en plusieurs fois, dose que l'on continue ensuite pendant 15 jours.

ÉNERGÉTÈNE DE MUGUET

(Toni-Cardiaque.)

Dose moyenne :

X à XXX gouttes, 3 fois par jour.
Contient la convallamarine et la convallarine.
X gouttes correspondent comme activité à 1/2 milligramme de convallamarine.
Régulateur cardiaque par action sur le système nerveux central et intracardiaque. Toni-cardiaque par action myocardique. N'augmente pas la tension sanguine.

Indications Thérapeutiques :

Hyposystolie, Palpitations, Tachycardie, Asystolie, Rétrécissement mitral, Asthme cardiaque, Dyspnée, Œdèmes, Endocardites.

A. *Physiologie.* — Le muguet (*Convallaria maialis*) renferme à l'état frais, deux principes actifs : la convalla-

marine, toni-cardiaque qui se rapproche de la digitaline
par ses propriétés physiologiques mais agit moins brutalement et ne s'accumule pas, et la convallarine, qui est
également un tonique du cœur mais surtout un hydragogue
et un diurétique. C'est la présence simultanée de ces deux
principes qui nécessairement confère au muguet son action
thérapeutique. Or TANRET a montré que la convallamarine disparaît en partie au cours des manipulations dans
la préparation des extraits ordinaires, et POUCHET et
CHEVALIER que la convallarine perd, pendant la dessiccation, la plupart de ses propriétés. C'est la raison pour
laquelle les préparations galéniques de muguet n'ont pas
été utilisées comme elles méritent de l'être, jusqu'au moment où l'*Energétène de Muguet* a fourni tous les principes
de la plante fraîche à leur état d'activité optima.

B. *Indications.* — Toni-cardiaque par action sur
la myocarde, régulateur du cœur par action sur le
système nerveux central et intra-cardiaque, diurétique,
l'*Energétène de Muguet* a à peu près les mêmes indications que l'*Energétène de Digitale*, mais il a sur ce dernier,
la supériorité de ne pas modifier la pression vasculaire et de
n'entraîner, ni accumulation, ni phénomènes d'intolérance.
GERMAIN SÉE, DUJARDIN-BEAUMETZ, HUCHARD le
considèrent comme un excellent tonique du myocarde et un
diurétique d'autant plus précieux qu'il n'est pas sensiblement toxique. Il se recommande particulièrement dans les
cardiopathies avec œdèmes, en raison de son pouvoir hydragogue que l'association de la convallarine à la convallamarine rend beaucoup plus énergique que celui de la convallamarine seule. Il est également indiqué dans l'intervalle
des cures digitaliques pour maintenir la tonicité cardiaque.

ÉNERGÉTÈNE DE SAUGE
(Anhydrotique, Tonique.)

Dose moyenne :

X à XXX gouttes, 3 fois par jour.
Contient l'huile essentielle et le gallotannin de la sauge.
Antisudoral par action nerveuse et glandulaire. Tonique intes-
tinal par action locale.

Indications Thérapeutiques :

Sueurs profuses, Dyspepsies, Entérites.

A. *Physiologie.* — La sauge (*Salvia officinalis*) dont l'usage en infusions et fumigations remonte à la plus haute antiquité, contient, à l'état frais, une substance amère, mal définie chimiquement, de l'acide gallique et une huile essentielle formée d'un mélange de pinène, de cinéol, de thuyone, et de bornéol. Après dessication, elle perd presque toutes ses propriétés; c'est pourquoi l'*Energétène de Sauge* remplace avantageusement la teinture et les autres préparations galéniques.

Physiologiquement, cet Energétène n'est pas toxique et peut être administré pendant longtemps sans inconvénient; il jouit de propriétés antisudorales remarquables par action à la fois nerveuse et glandulaire; c'est en outre un stomachique et un antispasmodique assez notable.

B. *Indications.* — LIÉGOIS le prescrit dans les sueurs profuses, notamment chez les tuberculeux et dans l'hyperhydrose, ALBERT ROBIN dans les dyspepsies avec hypochlorhydrie et dans l'entérite; dans ce dernier cas, on peut l'utiliser aussi sous forme de lavement.

ÉNERGÉTÈNE DE CASSIS

(Antirhumastismal, Uricolytique.)

Dose moyenne :
2 à 3 cuillerées à café par jour.
Contient l'huile essentielle et le glucotannoïde de cassis.
Diurétique solubilisant et éliminateur des déchets azotés.

Indications Thérapeutiques :
Rhumatismes chroniques, Arthritisme, Gravelle, Obésité, Eczéma, Urticaire.

A. *Physiologie.* — Le cassis (*Ribes nigrum*) renferme une huile essentielle aromatique, signalée par SCHIMMEL, et un glycotannin très actif à l'état frais, mais se décomposant par oxydation à la dessication et devenant inactif et insoluble. Comme les propriétés thérapeutiques des feuilles de cassis sont spécialement attachées à ce glycotannin, il y a tout intérêt à donner la préférence aux préparations de plante fraîche sous forme d'*Energétène*. Celui-ci, sans provoquer d'irritation rénale, produit une diurèse abondante et une augmentation de l'élimination des déchet azotés, acide urique et corps puriques; il semble aussi stimuler nettement les fonctions glandulaires, hépatiques et gastro-intestinales.

B. *Indications et posologie.* — HUCHARD, qui a réhabilité le cassis, l'a employé avec succès dans le rhumatisme chronique et la goutte, où il calme les douleurs, atténue les raideurs articulaires et diminue les tophi. Il est utilisé aussi très avantageusement dans les manifestations secondes de l'uricémie, la lithiase, les dermatoses,

la migraine, et surtout à titre préventif, pour éviter l'accumulation des déchets et espacer ou supprimer les crises
qui en sont la conséquence.

L'*Energétène de Cassis* n'a aucune toxicité; il n'agit
fâcheusement ni sur l'estomac, ni sur le cœur, ni sur les
reins. On le prescrit à la dose de 2 à 3 cuillerées à café
par jour, avant les repas, 15 jours par mois dans les états
chroniques. Au moment des crises, il convient de doubler
cette dose pour faciliter la décharge urotoxique.

ÉNERGÉTÈNE
DE MARRONS D'INDE
(Toni-Vasculaire, Résolutif, Analgésique.)

Dose moyenne :
2 à 3 cuillerées à café par jour.
Vaso-constricteur par action neuro-musculaire périphérique.
Analgésique par action sur les terminaisons nerveuses
sensitives.

Indications Thérapeutiques :
Hémorroïdes, Varices, Phlébites.

A. *Physiologie.* Le marronnier (*Aesculus hippocas
tanum*) possède des fruits (marrons d'Inde) qui sont surtout riches en matières amylacées, mais leurs cotylédons
ou semences renferment des glucosides du groupe des
saponines, étudiés successivement par FRÉMY, ROCHLE-
DER, VAN RIJN, SCHULTZ et que l'on regarde comme
les principes actifs de la plante. MASSON en fait des
mélanges d'acide œsculique et d'œsculates alcalins. Dans
le périsperme et surtout dans l'écorce, on trouve un autre
glucoside, l'œsculine et l'acide œsculitannique. Il n'y a pas
lieu toutefois de faire état de ces substances, l'écorce des
semences étant d'ordinaire exclue des préparations galé-

niques. WEHMER enfin a signalé la présence d'une oxydase dont le rôle semble être d'hydrolyser les glucosides au cours de la dessication, d'où, comme l'a démontré JOANIN, l'inconstance et l'inefficacité des teintures et l'intérêt qu'il y a à posséder un *Energétène de Marrons d'Inde* conservant au produit toute son activité. Au point de vue physiologique, cet *Energétène* exerce une action analgésique spécifique à l'égard des douleurs provoquées par les dilatations veineuses et une action toni-vasculaire durable mais plus lente à se produire. Quant à l'action irritante et hémolytique propre aux saponines, elle n'a tendance à se produire qu'aux doses toxiques et si on injecte le liquide, ce qui ne rentre pas dans le cadre de l'emploi thérapeutique.

B. *Indications et posologie.* — GENEVOIX d'abord, mais surtout ARTAULT DE VEVEY, ont obtenu d'excellents résultats dans les hémorroïdes des pléthoriques, souvent procidentes, douloureuses et saignantes ; rapidement la douleur cesse, puis la turgescence des dilatations veineuses s'atténue et peut même disparaître par un traitement prolongé. Les effets sont également satisfaisants quand il s'agit d'hémorroïdes internes. ARTAULT a soigné avec le même succès les varices, à la condition que le traitement soit prolongé, car ce n'est que peu à peu que cèdent définitivement les sensations de tension, et les œdèmes, les phlébites, dont la sédation et la résolution sont améliorées, ainsi que les hémoptysies par rupture de varices de la trachée ou par congestion passive avec stase. Dans les ulcères variqueux, le même auteur adjoint à l'usage interne des compresses locales humectées à l'aide de la préparation.

ÉNERGÉTÈNE DE VALÉRIANE
(*Sédatif régulateur du système nerveux.*)

Dose moyenne :

2 à 3 cuillerées à café par jour.

Contient non seulement les éthers du bornéol de l'essence de valériane, mais aussi la chatinine et le glucoside analgésiques et antispasmodiques. Ne renferme ni acide valérianique libre, ni ammoniaque combinée.

Stimulant des centres nerveux supérieurs affaiblis, dépresseur de l'excitabilité réflexe exagérée. Modérateur de l'excitabilité et du pouvoir contractile musculaire. Stimulant de la nutrition de la cellule nerveuse. Antiépileptique, antispasmodique, analgésique, hypnotique.

Indications Thérapeutiques :

Névroses, Hystérie, Epilepsie, Insomnies nerveuses, Névralgies, Neurasthénie, Migraines, Troubles de la ménopause, Convulsions des enfants, Tics, Chorée, Palpitations, Tachycardie, Diabète.

A. *Physiologie.* — La valériane (*Valériana officinalis*) renferme une huile essentielle à base de sesquiterpène, du terpinol, du valérol, et du bornéol à l'état d'éthers formique, acétique, propionique, valérianique. L'acide valérianique n'existe pas à l'état libre dans la plante fraîche, mais apparaît sous l'influence de la dessication par suite de l'oxydation du valérol et de la dissociation des éthers du bornéol. Cet acide valérianique et les valérianates ne jouissent d'aucune propriété antispasmodique et celle que l'on prétend appartenir aux valérianates liquides du commerce doit être attribuée à l'ammoniaque qu'on y ajoute. Bien plus, les éthers du bornéol ne sont pas eux-mêmes suffisants à produire l'action sédative propre à la plante et il faut que leur pouvoir soit exalté par la présence d'un alcaloïde volatil et d'un glucoside qui ont été découverts par CHEVALIER et qui sont des dépresseurs énergiques du système nerveux et spécialement du bulbe et de la moëlle allongée. Ainsi s'expliquent, d'une part, la différence qui sépare, comme l'ont établi G. POUCHET

17

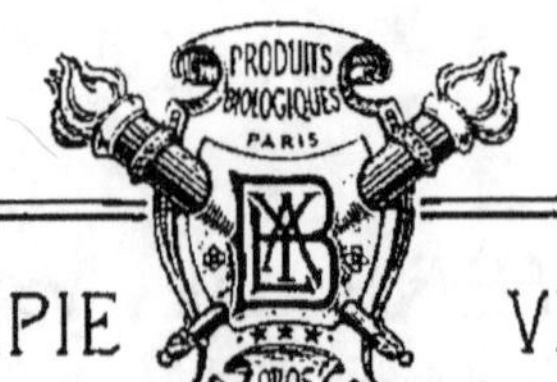

et CHEVALIER, les propriétés de la plante fraîche de celles
de la plante sèche et qui doit faire rejeter celle-ci, d'autre
part, l'action exercée par l'*Energétène de Valériane* sur
le système nerveux, les muscles et l'appareil cardio-vasculaire.

L'*Energétène de Valériane* a une toxicité à peu près
nulle; il est absorbé rapidement sans jamais produire les
effets irritants imputés aux éthers du bornéol. A doses
faibles, il produit une hyperexcitabilité motrice et psychique passagère; à doses thérapeutiques, il est au contraire
sédatif du système nerveux central (POUCHET et CHEVA-
LIER) et du système musculaire (FÉRÉ, KIONKA) et exerce
en outre une action toni-cardiaque qui se traduit par le
ralentissement et la régularisation du rythme cardiaque,
une augmentation de l'énergie systolique et de l'amplitude
diastolique et une légère action diurétique. Ces diverses
propriétés de l'*Energétène de Valériane* sont résumées
comme suit par le professeur POUCHET : « En résumé, le
suc de Valériane possède des propriétés pharmacodyna-
miques fort différentes de celles des diverses préparations
de valériane, des valérianates, de l'essence de valériane
et des éthers du bornéol. Il semble agir à la fois comme
stimulant des centres nerveux supérieurs affaiblis, comme
dépresseur de l'excitabilité reflexe exagérée, comme modérateur de l'excitabilité et du pouvoir contractile musculaire
après une période très passagère de stimulation ; enfin
comme améliorant de la nutrition de la cellule nerveuse
en facilitant l'expulsion des déchets ». Cet Energétène,
en réhabilitant la Valériane fraîche, permet de comprendre
la véritable signification et la valeur de l'opothérapie
végétale.

B. *Indications et posologie.* — Dans l'épilepsie, FÉRÉ

et BOURNEVILLE ont obtenu, sans administration de bromure, la diminution et même la disparition complète des
crises. PARENT, dans le service du professeur RAYMOND
à la Salpétrière, a également guéri, par l'*Energétène de
Valériane*, des hystéro-épileptiques et des hystériques.
Dans les convulsions de l'enfance, dans les spasmes de
l'œsophage et du pylore, dans les tics et la chorée, dans
les palpitations, tachycardie, arythmies, angoisses précordiales si fréquentes au moment de la ménopause, ce médicament rend aussi de très appréciables services (DUJAR
DIN-BEAUMETZ). Sans être hypnotique, il réussit très
bien, grâce à ses propriétés éminemment sédatives, dans
l'insomnie nerveuse, dans les états neurasthéniques avec
phobies (ALB. ROBIN), dans l'excitation cérébrale. Enfin,
dans le diabète et la phosphaturie, il diminue la quantité
de sucre et d'azote éliminés et le volume des urines et
calme indirectement la soif et le prurit.

L'*Energétène de Valériane* s'administre à la dose de
1 à 3 cuillerées à café le soir, quand il s'agit d'insomnie
ou d'agitation nocturne. Dans l'épilepsie, FÉRÉ et BOUR
NEVILLE prescrivent 4 à 5 cuillerées à café par jour,
DUJARDIN-BEAUMETZ et A. ROBIN, jusqu'à 6 cuillerées
dans les états d'irritabilité mentale. Dans les convulsions
et les spasmes, administrer 2 à 3 cuillerées au moment des
crises.

SUBSTANCES DÉRIVÉES
et
DIVERS

Les Amino-Acides en Biologie

Peptones et leurs dérivés

Anti-Anaphylaxie

Phyto-Ferments médicinaux

Bactério-Thérapie

Zymo-Thérapie
(Levures et Produits dérivés)

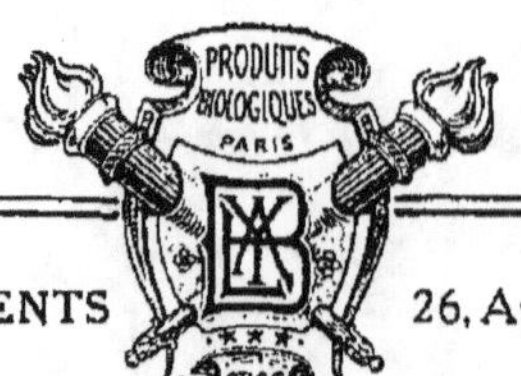

DU RÔLE DES ACIDES AMINÉS EN BIOLOGIE

On sait, à la suite des remarquables travaux de BRACONNOT, de SCHUTZENBERGER, de HUGOUNENCQ en France, de FISCHER et d'ABDERHALDEN en Allemagne, que les protéines sont dédoublées sous l'influence hydrolytique des acides forts ou des bases puissantes, en principes cristalloïdes plus simples : les acides aminés. Ceux-ci peuvent être groupés de la façon suivante :

ACIDES AMINÉS ACYCLIQUES.

a) *Monoaminés à une seule fonction acide* : glycocolle, alanine, valine, leucine, isoleucine, serine.

Monoaminés à deux fonctions acides : acides aspartique et glutamique.

b) *Diaminés* : lysine.

c) *Triaminés* : arginine.

d) *Sulfurés* : cystine.

ACIDES AMINÉS CYCLIQUES.

a) *Noyau phénolique* : phénylalanine, tyrosine.

b) *Noyau pyrrolique* : proline et oxyproline.

c) *Noyau indolique* : tryptophane.

d) *Noyau imidazolique* : histidine.

A. Leur rôle dans l'alimentation. — Ces différents aminoacides se trouvent répartis très inégalement dans les différentes matières albuminoïdes, ce qui permet, dans une certaine mesure, de les classer et de les caractériser.

C'est ainsi que le tryptophane se trouve à un taux relativement élevé dans la caséine et les protéines de la levure, alors que la zéine n'en renferme pas, que l'histidine existe en abondance dans l'hémoglobine du sang, que l'arginine constitue la majeure partie des protamines du sperme, que la cystine est un des principaux aminoacides de la corne et du cheveu, que la tyrosine entre dans la composition immédiate de la caséine, des albuminoïdes de la viande, de la soie, alors qu'en revanche elle est complètement absente de la gélatine.

L'absence ou la déficience de certains amino-acides dans les matières protéiques retentit considérablement sur le métabolisme et sur les phénomènes de croissance, car il n'y a pas seulement des besoins quantitatifs d'azote, mais encore des besoins qualitatifs. Nous allons examiner à cet égard quelques-uns des principaux amino-acides.

Le glycocolle et ses homologues supérieurs à chaînes droites ne paraissent pas intervenir utilement dans les régimes carencés, l'organisme animal paraissant capable d'en effectuer la synthèse (EPSTEIN, LEWIS, MAC COLLUM). Il semble en être de même pour la proline, encore que celle-ci présente dans sa molécule un noyau pyrrolique (BARNETT SURE).

Il n'en va pas ainsi en revanche pour le *tryptophane* dont la présence dans une ration azotée est indispensable pour assurer la croissance des souris nourries à la gélatine et à la zéine de maïs (HOPKINS, OSBORNE, ABDERHALDEN).

La nécessité de la *lysine* apparaît de même qualitativement et quantitativement dès 1912, dans les travaux d'OSBORNE et MENDEL sur la gliadine. La croissance des jeunes rats était faible ou nulle quand ils ne recevaient, comme élément azoté, que de la gliadine, du tryptophane et 0,92 0/0 de lysine, tandis qu'en supplémentant la gliadine avec 3 0/0 de lysine, la croissance repartait. Des résultats de même ordre furent retrouvés sur les poussins. Cette substance, que l'organisme est incapable de synthétiser (HART, NELSON, PITZ) est en effet absolument indispensable au développement du jeune; en son absence, la mort ne survient pas, mais l'accroissement du poids est nul et l'animal conserve pendant des mois des caractères infantiles. On a cherché si la norleucine pourrait lui servir de précurseur, il ne semble pas qu'elle y parvienne (LEWIS).

ACKROYD et HOPKINS ont également souligné l'importance de l'*arginine* et de l'*histidine*. Ces amino-acides paraissent interchangeables au point de vue de leur action sur les phénomènes de croissance, mais l'un ou l'autre sont indispensables au complet développement de l'animal.

Bien que TOFANI prétende avoir prouvé le contraire, il semble désormais définitivement établi que la *tyrosine* est nécessaire au jeu de certains processus vitaux (sécrétion de l'adrénaline et fonctionnement de la thyroïde). Quant à la cystine, son rôle paraît être primordial dans le métabolisme du soufre organique (ABDERHALDEN) ; c'est ainsi que LEWIN a montré que certaines albumoses complexes favorisaient le développement somatique en raison directe de leur teneur en cystine.

Enfin, en utilisant des régimes mixtes comprenant : histidine, tyrosine, tryptophane, lysine, HOPKINS obtint une survie très prolongée de ses animaux en expérience qui présentaient un état sanitaire excellent, encore que leur poids fût un peu inférieur à la normale. Par contre, un régime comportant leucine, valine, alanine, glydine, acide glutamique, s'est montré complètement déficient, la perte de poids fut rapide et aboutit à une mort précoce.

B. Leur rôle en bactériologie. — Le rôle des amino-acides en bactériologie n'est pas moins important. N'a-t-on pas, en effet, un intérêt considérable à déterminer les facteurs d'accroissement et de développement des germes, puis à faire varier les conditions chimiques bien définies du milieu cultural.

La virulence dans certains cas, ne sera-t-elle pas fonction de ces variations. Et dans bien d'autres aussi, ne pourra-t-on pas suivre de plus près le chimisme bacté-rien et saisir plus aisément les processus de dédoublement ou de synthèse effectués par les microbes.

Cette voie encore à peine tracée semble déjà pleine de promesses et fructueuse en résultats.

On sait depuis longtemps que les protéines pures à haut pouvoir moléculaire (albumines) sont pour la plupart des bactéries de mauvais milieux de culture (BAM-BRIDGE) ; pour leur permettre de se développer, il faut mettre à leur disposition un milieu nutritif contenant des produits de dédoublement des protéines ou des peptones (SPERRY et RETTGER) ; mais encore faut-il que le taux de ces matières dépasse 0,30 0/0, du moins en ce qui concerne les *B. coli, typhosus, proteus, pyocyanus, sta-phylococcus aureus, gonococcus* (BAMBRIDGE), et que ces peptones soient riches en amino-acides (RETTGER et BERNSAN). Les polypeptides de synthèse sont également dédoublés par certaines espèces pathogènes (SUZUKI) et en permettent le développement. Dans une voie identique, on s'est servi des peptones de soie préparées par l'hydro-lyse acide de cette protéine ; les résultats ne paraissent pas aussi favorables que ceux obtenus en utilisant les peptones préparées par une hydrolyse fermentaire profonde des matières albuminoïdes ; dans le dédoublement chimique brutal par les acides, on fait disparaître, en effet, certains principes favorisants (tryptophane) et les vitamines. C'est ainsi que pour cultiver les germes intestinaux, BERTHELOT se sert d'une peptone pancréatique de viande et de muqueuse intestinale. De leur côté, DALIMIER et LANCERAUX utilisent l'action successive de la pepsine, de la trypsine et de l'érepsine sur des albuminoïdes déterminés pour arriver à un produit nutritif qu'ils nomment opsine, complètement abiurétique et renfermant 41,6 0/0 d'amino-acides où dominent le tryptophane, la leucine, la tyrosine, la cystine. Cet opsine, dont le pouvoir nutritif est encore augmenté par l'addition d'extrait de viande (ROBINSON et RETTGER), permet le développement de tous les saprophytes et d'un grand nombre de bactéries et de mucédinées pathogènes, employé tel que, ou additionné de glycérine (B. tuberculeux) ou de glucose. Certains microorganismes ne poussent pas cependant sur ce milieu : *B. abortus* et *diphtericus*, ou n'y prolifèrent que lentement : *B. cereus, subtilis* (KOSER et RETTGER).

De même, les intéressants travaux de ARMAND DELILLE, MAYER, SCHAEFFER et TERROINE sur le B. tuberculeux ont confirmé l'importance des acides aminés dans les milieux nutritifs et démontré que leur nature n'est pas indifférente, tout au moins vis-à-vis d'une bactérie donnée. En partant d'un milieu minéral (NaCl, PO^4KH^2, citrate de Mg) additionné de glycérine et d'acides aminés, ils ont montré d'une part que le développement du B. de Koch est proportionnel à la teneur du milieu en acides aminés, qu'il est favorablement influencé par la présence

de certaines matières extractives comme la créatine et que,
d'autre part, si les acides monoaminés de la série grasse,
et spécialement l'asparagine et le glycocolle, donnent des
cultures plus ou moins abondantes, les acides diaminés
et les amino-acides à noyau aromatique employés seuls,
ne permettent pas son développement; en revanche, s'ils
sont associés aux premiers ils l'activent considérablement
(arginine). Dans le même ordre d'idées, GALIMARD et
LACOMME, en cultivant un grand nombre de germes sur des
milieux chimiquement définis additionnés d'amino-acides
différents, soit seuls, soit associés, concluent que l'association permet le développement de certains germes qui ne
poussent pas en présence d'un seul de ces composés. Les
expériences de BERTHELOT qui ont porté sur des milieux
à base de tryptophane, de glycocolle, d'alanine, d'acide
glutamique ont donné des résultats identiques.

Il est cependant des amino-acides qui constituent
vraiment des aliments de choix pour un certain nombre
de germes. C'est ainsi que l'asparagine semble être la
meilleure source d'azote pour la bactéridie charbonneuse
(BOLAKI) et pour le *B. prodigiosius* (FRAUZEN et
EGGER), qu'elle donne de bons résultats pour le bacille
diphtérique (HADDLEY), qu'associée à un milieu minéral
phosphaté, elle permet au B. coli de pousser (DOLD);
qu'enfin elle est hydrolysée en deux étapes par le bacille
fluorescent liquéfiant de Flügge (BLANCHETIÈRE),
90 0/0 de l'azote passant rapidement à l'état ammoniacal.

Le *glycocolle*, ainsi que l'*alanine* d'ailleurs, est également utilisé avec succès dans les cultures de *prodigiosus*.
Accompagné d'urée et de sels minéraux, il semble être un
aliment idéal pour le B. diphtérique, qui, en présence
d'un tel milieu, donne des toxines très actives.

L'acide glutamique et la leucine constituent, quoique
à un degré moindre que l'asparagine et le glycocolle, de
bonnes sources nutritives pour la bactéridie charbonneuse.
Enfin la façon toute particulière dont se comportent certains germes vis-à-vis de différents amino-acides permet,
suivant le cas, leur isolement de milieux complexes, ou
rend leur caractérisation plus facile.

C'est ainsi que si le B. coli se développe facilement
sur des bouillons contenant de l'histidine, de la leucine,
du phénylglycocolle, de la tyrosine, de la phénylalanine, etc., soit seuls, soit associés entre eux ou au glucose,
le B. typhique, beaucoup plus difficile, ne se développe
seul, à l'exclusion du coli, que sur de rares milieux à base
de taurine ou de gliadine, ce qui permet son isolement
(ZUNZ et GIORZY).

C'est ainsi également que TRAETTA MOSCA, en ense-
mençant avec du fumier un milieu à base de tyrosine, a
obtenu d'emblée la culture pure d'un germe transformant
cet amino-acide en acide hydroparacoumarique.

Dans un autre ordre d'idées il a été possible d'utiliser
les propriétés cataboliques de certaines bactéries en partant
d'amino-acides purs pour préparer des produits plus simples
de dégradation.

BERTHELOT et BERTRAND ont en effet isolé un germe,
le *B. aminophilis intestinalis*, qui, suivant la nature des
amino-acides mis à sa disposition, est décarboxylant ou
désaminant, ou à la fois décarboxylant et désaminant ;
avec l'histidine, par exemple, employée seule, il donne
de l'acide imidazolpropionique; si le milieu contient un
sel ammoniacal, on arrive à l'histamine (iminazol éthylamine).

MELLANBY et TWORT ont de même isolé du pancréas

en putréfaction, un germe aéro-anaérobie qui, cultivé sur un milieu exclusivement minéral, additionné également d'histidine, transforme cet amino-acide en histamine qu'on peut caractériser dans le milieu filtré et concentré, par agitation avec de l'éther, évaporation de ce solvant et précipitation du résidu par l'acide picrique.

De ce qui précède on voit combien le champ d'expériences est vaste et combien les résultats obtenus sont intéressants, aussi bien pour l'isolement des germes, que pour l'obtention de certaines substances complexes (toxines) issues d'un mécanisme synthétique ou pour la préparation de substances chimiques plus simples, résultant du processus catabolique vital.

PEPTONE DU CODEX

(Poudre légère, très hygroscopique, qui représente 6 fois son poids de chair musculaire de bœuf.)

Indications Thérapeutiques :

Suralimentation, à prescrire par voie gastrique ou en lavements.

Posologie :

Dans le potage, de 4 à 10 gr. par jour et plus (dose moyenne : 4 cuillerées à bouche). En lavements : 2 et 3 cuillerées à bouche dans 1/4 de lavement, après lavage de l'intestin.

Formes Médicinales :

POUDRE DE PEPTONE. — En flacon, à bouchon exsiccateur contenant 60 gr. de poudre de Peptone, à faire prendre dans du potage, ou en lavement, à la dose moyenne de 2 à 6 cuillerées à bouche par jour.

VIN DE PEPTONE. — Préparation très agréable : 1 à 2 verres à Bordeaux à chaque repas.

Elle se présente sous la forme d'une poudre d'un blanc légèrement ambré, de faible odeur, d'une saveur salée avec arôme léger de viande rôtie des plus agréables; elle est complètement inoffensive, même à hautes doses; son emploi est commode, car elle est immédiatement soluble dans tous les liquides ou boissons d'un usage courant, elle se conserve intacte fort longtemps si l'on prend le soin de reboucher exactement le flacon, après emploi.

Elle renferme 14 p. 100 d'azote total et toutes les substances salines de la viande.

Emploi thérapeutique. — Les peptones sont utilisées très heureusement, en raison de leur pouvoir nutritif, pour l'alimentation des malades, aussi bien par la voie buccale que par la voie rectale. Zuntz, Polliker ont montré que les albumoses et les peptones pures nourrissent à poids égal comme les produits dont elles proviennent.

Elles possèdent plusieurs indications formelles dont les principales sont les troubles digestifs, quand les sécrétions glandulaires de l'estomac et du pancréas sont ralenties ou supprimées et lorsqu'il est nécessaire de mettre des organes au repos, comme dans les gastrites par exemple; en second lieu, les maladies où il est nécessaire de suralimenter le patient, comme la tuberculose, la cachexie cancéreuse (exception faite pour le cancer de l'estomac, dans lequel les peptones sont bien rarement tolérées), et enfin chez les convalescents, les enfants en croissance et les vieillards.

On a accusé les peptones de certains inconvénients, notamment d'avoir une saveur amère et répugnante, de renfermer des substances toxiques qui apparaissent au terme du dédoublement fermentatif des albuminoïdes, et aussi de provoquer divers troubles gastro-intestinaux, surtout de la diarrhée. Il faut reconnaître que ces inconvénients sont pour la plupart parfaitement réels, mais imputables surtout à la facile altérabilité des peptones et à la présence des matières extractives ou encore des produits d'altération qu'elles peuvent renfermer.

Les peptones bien sèches et sans odeur ne déterminent jamais d'accidents chez les malades les plus susceptibles. Abderhalden et Rosan, dans leurs expériences, ont montré que les produits d'hydrolyse profonde des albumines sont parfaitement utilisables pour l'organisme et peuvent reconstituer à eux seuls les albumines propres de l'individu qui les ingère.

IODOPEPTONATE DE FER

Indications Thérapeutiques :

Toutes Affections anémiantes, Convalescences, Obésité toxique.

Posologie :

Dose moyenne. — *Adultes :* 20 à 30 gouttes, 1 à 2 fois par jour aux repas.

Enfants : 1 à 2 gouttes par année d'âge et par jour.

Formes Médicinales :

FERIODE. — En flacon de 60 gr. muni d'un compte-gouttes.

Les sels ferrugineux et les iodures alcalins employés séparément ou combinés, ne sont pas sans inconvénient; les cliniciens leur ont reproché, avec raison, d'agir trop brutalement. Les premiers déterminent des troubles digestifs, de la constipation, des vertiges; ils sont mal ou même pas du tout assimilés. Les seconds produisent des réactions du côté des muqueuses : du coryza , du larmoiement, des accidents d'intolérance ou iodisme qui rendent, chez certaines personnes, leur administration difficile.

Comment parer à ces inconvénients?

BUNGE a prouvé que le fer engagé dans une combinaison organique est seul assimilable et thérapeutiquement actif parce qu'il échappe ainsi à l'attaque des liquides digestifs et peut pénétrer dans la circulation; d'autre part, G. POUCHET a démontré que les iodes organiques représentent l'état circulant de l'iode dans l'économie et, tout en étant d'une efficacité au moins égale à celle des iodures alcalins et même de l'iodure de fer, n'occasionnent jamais d'accidents d'intolérance, parce que l'iode ne se dégage que lentement de sa combinaison. De là est venue la vogue légitime des préparations dans lesquelles le fer ou l'iode est présenté sous la forme organique ou dissimulée.

Ce produit va plus loin dans la voie ainsi ouverte à la thérapeutique ; peptonate double de fer et d'iode, il associe, en effet, et combine, par la fixation simultanée à la molécule de peptone du fer et de l'iode, les propriétés de ces deux corps auxquels la forme dissimulée assure, en même temps, une action douce, constante et totale.

L'*Iodopeptonate de fer* n'a aucune contre-indication ; néanmoins, chez les entériques gravement atteints, les tuber-culeux hémoptoïques, les cardio-vasculaires, dont l'affection est mal compensée, il est recommandé de ne l'administrer qu'avec prudence.

PEPTONATE DE FER

(Se présente à l'état sec ou liquide, mais n'est guère employé que sous cette dernière forme.)

Indications Thérapeutiques :

Anémie et Chlorose.

Dosage : 1 cent. cube = 0,05 de Fer.

Posologie :

Adultes. — Gouttes : 20 à 40 gouttes aux repas. Elixir : 1/2 ou 1 verre à liqueur après les repas.

Enfants. — Gouttes : 1 goutte par année d'âge et 1 à 2 fois par jour.

Formes Médicinales :

GOUTTES DE PEPTONATE DE FER. — En flacon de 60 gr. muni d'un compte-gouttes.

ELIXIR DE PEPTONATE DE FER. — Préparation d'un arôme très fin et à faible teneur d'alcool.

PEPTONE IODÉE

Indications Thérapeutiques :

La Peptone iodée agit comme modificateur puissant dans les Diathèses, l'Artério-sclérose, l'Asthme, l'Obésité et les Affections Arthritiques et Lymphatiques.

Dosage : 1 cent. cube = 0,05 d'Iode.

Posologie :

Doses. — *Adultes :* de XX à XL gouttes à chacun des principaux repas et jusqu'à cent gouttes et plus, suivant avis du médecin.

Enfants : de V à XX gouttes aux repas, suivant l'âge.

Les gouttes se prennent dans un peu d'eau froide, sucrée ou non.

Formes Médicinales :

PEPTONE IODEE. — En flacon compte-gouttes spécialisé.

PEPTONE PHYLACTIQUE

Résultant de la digestion des protéides d'un repas complet
à dissociation chimique élevée.

Indications Thérapeutiques :

Contre les Migraines et Urticaires et tous accidents d'origine
anaphylactique.

Posologie :

Un cachet de 0,40 centigr. trois quarts d'heure avant chaque
repas.

Formes Médicinales :

PHYLACTONE. — 25 cachets de 0,40 centigr. en flacons à bou-
chons exsiccateurs : un cachet trois quarts d'heure avant
chaque repas.

On sait combien l'étiologie des états migraineux était
mal connue jusqu'à ces derniers temps; il semble bien
cependant, à la suite des recherches nouvelles effectuées
par les cliniciens tant en France qu'en Angleterre (PA-
GNIEZ, PASTEUR-VALLERY-RADOT, NAST, BROWN),
qu'il faut attribuer dans un certain nombre de cas la
migraine, et plus généralement certains troubles organiques
(urticaire), à une intoxication alimentaire.

On sait que le métabolisme azoté se compose essentiellement de trois phases : digestion des aliments, assimilation, élimination des déchets. Si les deux termes
extrêmes de cette fonction sont assez bien connus, il n'en
est pas de même de la phase intermédiaire. Ici, en effet,
chaque cellule devient un véritable laboratoire où se prépare la fragmentation successive des protéines entraînées

dans le torrent circulatoire; si la cellule possède son intégrité physiologique complète, rien d'anormal ne se produira; dans le cas contraire, la cellule au chimisme troublé rejettera dans le milieu ambiant la substance qu'elle est incapable d'assimiler ou de transformer. De là, les réactions fonctionnelles inflammatoires ou congestives qui traduisent cette perturbation.

Les manifestations de ces intoxications sont identiques à celles qu'a décrites le professeur WIDAL sous le nom de choc protéinique. Il a montré que dans ces cas (dont l'asthme, l'urticaire, certains troubles digestifs), les manifestations de l'intoxication protéinique sont précédées d'altérations sanguines caractérisées par de la leucopénie, de l'hypotension artérielle, une modification de la coagulabilité du sang, et qu'il suffisait de quantités très minimes de certains aliments pour créer un état d'immunité temporaire et empêcher le déclanchement des phénomènes vasculo-sanguins.

Comment peut-on parer à cette intoxication? En se basant sur les lois de l'anaphylaxie et de l'antianaphylaxie (BESREDKA) appliquées à l'urticaire (PAGNIEZ). On sait que dans ces cas, l'ingestion d'une quantité minime de la substance nocive, une heure avant le repas, suffit à empêcher l'apparition des accidents cutanés et à rendre inoffensifs les aliments les plus urticariens; de même dans les cas d'intoxication protéinique dont relèvent certaines migraines, il suffira d'ingérer, avant les repas, un cachet d'une peptone bien préparée pour empêcher la crise céphalalgique de se produire.

Si cette méthode ne donne pas des succès dans tous les cas, elle mérite cependant d'être essayée, car elle donne parfois des résultats très remarquables. On pourra d'ail-

leurs instituer concurremment le régime hypotoxique préconisé par CURTISS BROWN qui, excluant du régime la
viande, les œufs, les fruits crus et cuits, les boissons excitantes, le lait, donne la préférence aux albumines végétales et au régime végétarien; on pourra également donner
au malade, après chaque repas, une dose assez forte de
sels alcalins pour modifier son acidité sanguine. Enfin
on aura soin aussi de mesurer sa tension artérielle, d'examiner son sang et son acidité urinaire, afin de suivre les
progrès de la désintoxication.

SÉRUM COLLYRE

contre le RHUME et l'ASTHME des FOINS

(Drs BILLARD et MALTET.)

Mode d'emploi :

Dès le début d'une crise, instiller matin et soir une goutte de sérum dans chaque œil. (La tête doit être renversée en arrière pendant une à deux minutes pour bien faire pénétrer le produit dans les voies lacrymales et nasales.)

Dans les crises intenses, les instillations doivent être faites à la fois dans les yeux et directement dans le nez. Pour les instillations nasales, aspirer fortement par chaque narine deux ou trois gouttes de sérum déposées sur l'extrémité du doigt.

On sait aujourd'hui de façon indéniable que la fièvre des foins (ou asthme des foins) est due à l'action irritante des albumines des pollens sur les muqueuses de l'œil et les premières voies respiratoires; on a établi également qu'il s'agit là d'une véritable intoxication causée par la présence d'une albumine hétérogène.

Cette désagréable maladie est donc justiciable d'un traitement sérothérapique; l'expérience a, en effet, montré que, si l'on injecte à un animal du pollen ou des toxalbumines de ce pollen, le sérum de cet animal renferme, au bout de quelque temps, des substances capables de neutraliser l'action toxique de ces albumines. Mais la question n'en reste pas moins très complexe, à cause de la sensibilité particulière de certains sujets à l'action de certains pollens.

Devant l'impossibilité de préparer un sérum spécial pour chaque malade, suivant sa susceptibilité propre et sa façon de réagir à l'action d'un pollen donné, on a songé à fabriquer un sérum polyvalent, c'est-à-dire efficace vis-à-vis du plus grand nombre possible de pollens irritants. C'est ce que réalise le sérum collyre qui, instillé à la dose de quelques gouttes sur les muqueuses de l'œil, soulage et guérit dans la majorité des cas.

Ajoutons que les pollens les plus dangereux, parce qu'inévitables, sont ceux des conifères ; ils sont légers, ténus, et au moment de la floraison, le moindre vent les emporte fort loin, sous forme de véritables vagues qu'on crût autrefois être du soufre ; qu'enfin le voisinage de certaines légumineuses papillonnacées doit êre évité par les prédisposés au rhume des foins : acacias, robiniers, cytises, dont les fleurs sont fixées en grappes à des pédoncules souples, sensibles à l'action du vent, et des légumineuses fourragères : luzernes, trèfles, sainfoins dans les endroits où on les cultive en grand.

DIASTASE

Enzyme obtenu par précipitation alccolique d'une macération d'orge germée.

Indications Thérapeutiques :
Digestif amylolytique.

Posologie :
Dose moyenne : de 0,25 à 0,50 centigr. par repas et plus.

Formes Médicinales :
DIGESTIF BYLA. — Saccharolé à base de Diastase et de Papaïne, par cuillerée à café à chaque repas.
POUDRE DE VIANDE DIASTASEE BYLA. — A prendre dans un peu de lait, d'eau ou de marmelade : de 2 à 4 cuillerées à bouche par jour.

A. *Physiologie.* — La diastase, ou amylase, est un ferment qui se développe dans les plantes et particulièrement dans les graines de céréales au cours de la germination et dont le rôle est de solubiliser les réserves d'amidon que l'embryon doit utiliser. La diastase que l'on emploie habituellement est extraite de l'orge ayant subi un commencement de germination, ou Malt. Bien préparée, elle est très soluble dans l'eau et ne se coagule ni par chauffage ni par acidification légère du milieu. Cependant son maximum d'activité est en milieu neutre, et c'est pourquoi, quand on l'administre par la voie gastrique, on prendra soin de faire avaler en même temps un peu d'eau de Vichy. Les acides concentrés, les alcalis, les sels de fer, le tannin la détruisent. La diastase du malt contient en réalité deux ferments. MAQUENNE et ROUX ont montré que l'amidon est constitué par un mélange de deux subs-tances : l'amylose proprement dite et une amylopectine, matière mucilagineuse qui provoque la gélification de l'empois. Or l'amidon est attaqué par la diastase, mais, semble-t-il, en deux temps, puisque, à partir de 75-80° C, la liqueur de Malt agissant sur l'empois d'amidon ne fournit plus que des dextrines formées au dépens de l'amy-lopectine. Il y a donc, dans la diastase, deux ferments : l'un, l'amylase, thermolabile, transforme l'amidon en Maltose, l'autre, la dextrinase, thermostable, transforme l'amylopectine en dextrine. Ce sont ces propriétés que l'ont a utilisées en thérapeutique pour améliorer la diges-tion des féculents.

B. *Indications et posologie.* — COUTARET, puis HAYEM, ALBERT ROBIN, BOAS, EWALD ont prescrit la diastase dans l'hypersthénie gastrique avec hyperchlor-hydrie, dans les dyspepsies des tuberculeux, les gastrites chroniques et même le cancer de l'estomac, pour suppléer à l'insuffisance de la ptyaline salivaire et améliorer ainsi l'élaboration des amylacés ; on peut utilement l'associer à la papaïne, dans les cas d'hypopepsie ou d'apepsie, mais elle s'accommode assez mal de la présence de la pepsine.

La *Diastase extractive pure* (titre 100) s'administre de préférence en cachets, associée au bicarbonate de soude, 0 gr. 50 à 2 gr. à prendre aux repas. La *Diastase amylacée ou lactosée* (titre 50) est prescrite aux mêmes doses, chez les enfants.

PAPAÏNE
(Suc épuré du Carica Papaya.)

Indications Thérapeutiques :
Digestif protéolytique.

Posologie :
Dose moyenne : de 25 centigr. à 50 centigr. par repas et plus.

Formes Médicinales :
CACHETS. — En boîtes de 12 et 24 cachets : 1 à chaque repas.
DIGESTIF BYLA. — Saccharolé à base de Papaïne et de
Diastase, par cuillerée à café à chaque repas.
ELIXIR et SIROP DE PAPAINE. — Par cuillerée à bouche ou
par verre à liqueur après le repas.

A. *Physiologie.* — La *Papaïne*, contenue dans le
latex du *Carica papaya*, est un ferment protéolytique,
découvert par WURTZ en 1879 et qui jouit de la propriété
d'agir aussi bien en milieu acide qu'en milieu alcalin ou
neutre; sous ce rapport, elle participe donc à la fois de la
pepsine et de la trypsine. Au point de vue de l'action
hydrolysante, elle se comporte tantôt comme la première,
tantôt comme la seconde, suivant la rapidité avec laquelle
s'opère la digestion des albuminoïdes. Quand on emploie
la méthode des digestions brusques à hautes températures
(80° C) de DELÉZENNE, la protéolyse s'arrête au stade
peptone et on ne trouve pas d'amino-acides (JONESCU) ;
au contraire, les digestions lentes et prolongées, à basses
températures (10-20° C) donnent les amino-acides, non
seulement le tryptophane (HARLAY), mais aussi la leucine
et la tyrosine (EMMERLING, KUTSCHER et LOHMANN).
Par conséquent la digestion papaïnique va aussi loin que
la digestion trypsique, mais demande un temps un peu

moins long pour s'accomplir. Sur le lait, la papaïne produit d'abord la coagulation de la caséine en légers flocons, puis le dédoublement de la caséine, sans destruction de la paranucléine (KILMER). A noter que l'acide borique, le phénol, n'inhibent pas la digestion papaïnique.

B. *Indications et posologie.* — En raison de la faculté que possède la papaïne d'agir indépendamment, pour ainsi dire, de la réaction du milieu, WURTZ et BOUCHUT l'ont d'abord utilisée dans le traitement des dyspepsies infantiles avec hypochlorhydrie, SITTMANN, RIEGEL, GRINEWITSKY l'ont employée avec succès dans les mêmes cas chez l'adulte, en particulier dans la dilatation de l'estomac, dans les gastrites chroniques atrophiques et dans les fermentations anormales avec éructations et douleurs. HERSCHELL la recommande dans la gastrorrhée et le syndrome de REICHMANN, BARBOUR dans l'ulcère rond et dans certains cancers, pour calmer les douleurs et pour combattre les troubles dyspeptiques.

La papaïne peut s'associer à la pepsine d'une part, à la trypsine ou à la pancréatine d'autre part; elle peut aussi s'associer à la diastase; elle est enfin peu sensible à l'alcool dilué, mais les composés métalliques et tanniques la détruisent.

FERMENTS LACTIQUES

Symbiose des Bacillus Acidilactici, B. Paralactici
et B. Bulgaricus.

Indications Thérapeutiques :
Troubles digestifs intestinaux, Entérite, Entérocolite.

Posologie et Formes Médicinales :
BOUILLON DE PARALACTINE. — 1 à 2 verres à Bordeaux
par jour.
COMPRIMÉS DE PARALACTINE. — Dose moyenne : 6 par
jour, à prendre dans un peu d'eau, lactosée de préférence.

A. *Physiologie.* — On désigne sous le nom de ferments lactiques un certain nombre de bacilles qui ont la
propriété de coaguler le lait par acidification du milieu au
détriment du lactose. C'est PASTEUR qui a, le premier,
découvert la fermentation lactique par le *bacillus acidi
lactici;* KAYSER, après lui, a montré que cette fermentation
peut être provoquée par divers agents, dont les plus connus
sont, en dehors du précédent, le b. paralactique et le b.
bulgare. Ce dernier est le plus actif et le plus résistant,
car, d'une part, il dédouble très vite le lactose et donne
par conséquent une grande quantité d'acide lactique, et
de l'autre il supporte bien la dessiccation ; il saponifie en
outre les matières grasses. En association avec le b.
paralactique, il augmente la production d'acide de celui-ci.
D'ailleurs tous les bacilles lactiques vivent bien en symbiose.

La remarquable vitalité et le pouvoir acidogéne de ces bacilles ont trouvé une application extrêmement intéressante à la suite des recherches de METCHNIKOFF. Ce savant a établi, en effet, que beaucoup de maladies humaines et la vieillesse précoce avec ses inconvénients et ses infirmités proviennent d'intoxications ayant leur point de départ dans les fermentations microbiennes anormales du tube digestif, dont les produits toxiques résorbés altèrent le système nerveux et les glandes, déterminent les viscéroscléroses, diminuent les défenses naturelles, préparant ainsi le terrain à toutes les infections. Pour mettre un terme à ces fermentations anormales et aux accidents qu'elles causent, l'hygiène ne suffit pas toujours; il faut encore introduire dans le tube digestif des microbes utiles, capables, par la concurrence vitale, de créer un milieu défavorable aux éléments pathogènes de cette flore et de les détruire. Ces microbes utiles, ce sont les ferments lactiques. TISSIER et d'autres auteurs ont confirmé expérimentalement les idées de METCHNIKOFF; ils ont montré que, en milieu sucré, les bacilles lactiques arrêtent le développement et l'action des microbes de la putréfaction et d'autant mieux que l'acide est plus abondant. COHENDY, MASSOL, G. BERTRAND, WEISWEILER, étudiant spécialement le bacille bulgare, ont également vu que, chez les individus soumis à un régime à prédominance hydrocarbonée, il fabrique une telle quantité d'acide lactique que tous les microorganismes qui ne vivent qu'en milieu neutre et alcalin, comme ceux des fermentations anormales, disparaissent rapidement. Ces expériences expliquent l'emploi que l'on faisait jadis de l'acide lactique dans les diarrhées infantiles et justifient les applications thérapeutiques des ferments lactiques.

B. *Indications et posologie.* — TISSIER, GREKOFF, ROSENTHAL, BELONOWSKI, MASSOL ont obtenu d'excellents résultats des ferments lactiques dans les diarrhées et les gastro-entérites des nourrissons, les entérites chroniques, l'entérite muco-membraneuse et même l'entérite des tuberculeux et enfin dans la diarrhée avec selles fétides de certaines infections, fièvre typhoïde, etc. COHENDY a insisté sur la nécessité d'un régime concomitant, qui favorise l'action des bacilles lactiques; ce régime doit être relativement pauvre en viande mais riche en farines, en sucre et en féculents; la diète lactée est à rejeter, le lait étant d'ailleurs mal supporté, et le régime végétarien absolu, recommandé par TISSIER, n'est pas nécessaire. Dans les affections de la peau, comme l'eczéma, l'urticaire, l'acné, l'herpès, et certains troubles vasculaires, cardiaques et nerveux (céphalée, etc.) qui sont souvent provoqués par l'auto-intoxication d'origine intestinale, les ferments lactiques, en raison de la désinfection qu'ils opèrent, sont également indiqués. Ces ferments, et notamments les *ferments lactiques sélectionnés sur lactose* sont administrés à la dose de 0 gr. 50 à 1 gr. 50, en cachets ou en comprimés, plusieurs fois par jour, pendant 2 à 3 semaines consécutives au moins, car l'acclimatement des ferments demande parfois plusieurs jours. Pour obtenir la guérison ou, du moins, une amélioration décisive, il importe cependant de continuer le traitement pendant 2 à 3 mois, en observant en même temps le régime approprié indiqué ci-dessus. Il est à noter que les ferments lactiques ne sont pas des laxatifs; combattant les divers troubles intestinaux, ils régularisent les selles et, par conséquent, modèrent aussi bien la constipation que la diarrhée.

ZYMO-THÉRAPIE

LEVURE DE BIÈRE
LEVURE DE RAISIN ET DE FIGUE

Indications Thérapeutiques :

Furonculose aiguë et rebelle à foyers multiples, Anthrax,
Orgelets, Entérites et Gastro-entérites.

Formes Médicinales et Posologie :

LEVURE DE BIERE BYLA, vermicellée ou en poudre; de
1 à 3 cuillerées à café par jour.

BOUILLON de RAISIN ou de FIGUE aux levures vivantes :
2 à 4 petits verres à liqueur par jour aux repas, soir
et matin, dans un peu d'eau légèrement sucrée ou
gazeuse.

A. *Physiologie*. — Les levures ou saccharomyces sont
parmi les premiers agents de la fermentation alcoolique.
On en distingue trois principales espèces : la levure de
brasserie, levure de bière ou *saccharomyces cerevisiæ*,
volumineuse, sensible aux acides et spécialement à l'acide
lactique, se reproduisant, comme toutes les autres, par
simple bourgeonnement et donnant, quand les éléments
restent accolés et ramifiés, la levure haute qui sporule facilement, et quand les éléments se séparent, la levure basse;
— la levure de vin ou de raisin ou *saccharomyces ellip-
soïdeus*, très résistante à la chaleur et à l'humidité, produisant beaucoup d'alcool, d'acides volatils et d'éthers; —
enfin la levure de figue ou *saccharomyces apiculatus*, petite,
très résistante et s'acclimatant bien dans l'intestin.

Ces diverses levures ont une vitalité intense et conser-
vent après dessication convenable tout leur pouvoir de reviviscence; elles sont plus volontiers aérobies qu'anaérobies;
dans le premier cas, elles consomment beaucoup de sucre

et se multiplient abondamment; dans le second, elles produisent peu de ferments, se développent mal et ne transforment qu'une petite quantité de sucre, mais par sélection et repiquage, elles s'adaptent à l'anaérobiose et deviennent alors capables de sécréter en abondance le ferment alcoolique et de dédoubler le sucre. C'est cette adaptation qu'il faut réaliser pour les levures employées en thérapeutique.

Chaque espèce de levure attaque de préférence tel ou tel sucre, lévulose, dextrose, maltose, etc. Cette attaque, d'ailleurs, ne semble pas directe, car, dans certains cas, le sucre, avant de fermenter, doit être hydrolysé par des diastases particulières. Alors seulement intervient l'alcoolase, qui décompose les sucres en alcool et acide carbonique surtout, puis glycérine, aldéhydes, acide succinique; comme la levure a aussi besoin pour son propre développement d'aliments azotés et minéraux, on trouve dans le mout, non seulement des acides, des éthers, des produits colorants, mais encore de la leucine, de la tyrosine et de l'ammoniaque. Naturellement la nature et la teneur de ces produits dépendent de la composition du milieu nutritif et de la température, l'activité des levures augmente de 25 à 35°. La chaleur tue la levure humide entre 50 et 60°, mais la levure sèche résiste à 100° et plus. Certains corps, l'acide carbonique, le chlore, le chloroforme, l'acide sulfureux, la quinine, arrêtent la fermentation; d'autres, l'acide fluorhydrique, le nitrate de potasse l'activent. L'alcool n'est nuisible qu'au delà de 10 à 12 p. 100. Enfin notons que l'alcoolase et les diastases hydrolysantes ne sont pas les seuls ferments que sécrètent les levures; elles produisent également, d'après BUCHNER, de la présure, une caséase, une trypsine, une réductase, des oxydases, enfin la céroline (ROOS) qui aurait des propriétés excitantes sur la musculature intestinale.

Quelles sont les relations entre cette physiologie et l'emploi thérapeutique des levures? On sait que cet emploi est d'origine empirique, les ouvriers brasseurs ayant remarqué que l'ingestion de levure exerce une action favorable sur la furonculose. Cette action, de nombreuses recherches se sont proposées de l'expliquer. NOBÉCOURT a montré que les levures s'acclimatent dans l'intestin, résistent à ses sucs digestifs et arrivent, par la concurrence vitale, à l'emporter sur les éléments de la flore intestinale; en revanche, elles ne possèdent aucun pouvoir phagocytaire propre. BEYLOT a constaté qu'elles peuvent même améliorer le chimisme gastrique et HALLION qu'elles atténuent certaines toxines par les diastases qu'elles sécrètent et l'acidification du milieu qu'elles produisent. Enfin LOMRY a établi que si elles n'exercent, par elles-mêmes, *in vitro* aucune influence sur les cultures de bactéries pathogènes, elles favorisent *in vivo* la leucopoïèse et, par là, peuvent réagir indirectement sur certaines infections. Cependant, depuis que nous connaissons mieux la constitution chimique de la levure et que nous savons qu'elle est non seulement le support de vitamines hydrosolubles très actives, mais qu'elle est encore le support de matières albuminoïdes riches en acides diaminés, en bases puriques, en tryptophane, peut-êre faut-il attribuer plus simplement son activité thérapeutique à ce fait, qu'elle apporte à l'organisme carencé certains facteurs qui lui font défaut.

B. *Indications et posologie.* — KOSSE a été le premier, en 1852, à constater les bons effets de l'ingestion de levure dans la furonculose, mais ce n'est que dans les

25 dernières années qu'on a utilisé systématiquement cette médication, principalement contre les infections à microbes pyogènes. BROCQ, NOBÉCOURT, LASSAR l'ont recommandée, dans la furonculose rebelle des diabétiques, comme amenant la cessation des douleurs et de la lymphangite, la diminution puis la disparition de la suppuration, enfin la cicatrisation, mais à la condition que l'administration de la levure soit continuée pendant quelque temps encore, car si on la cesse trop tôt la furonculose et l'anthrax ont tendance à récidiver. TERSON a constaté des succès très nets dans l'orgelet à répétition, BOLOGNÉSI dans les eczémas suppurants où la levure semble produire une désintoxication gastro-intestinale. De fait, FAISANS a combattu efficacement par ce moyen les complications gastro-intestinales de la grippe et de la fièvre typhoïde; THIERCELIN et CHEVREY ont obtenu d'excellents résultats de lavements de levure dans les gastro-entérites infantiles, de même que BLANCHER, SITTLER et MOLA dans l'entérite aiguë ou chronique de l'adulte et l'entérite muco-membraneuse, et ROOS et HINSBEIG dans la constipation chronique.

Les propriétés bactéricides indirectes des levures ont été utilisées par MARIE, dans les pneumonies et bronchopneumonies, pour raccourcir la durée de la maladie, par FAISANS dans la grippe, ainsi qu'on l'a vu; par LANDAU, GALI et MURER, dans les infections des voies génito-urinaires, dans la leucorrhée notamment, au moyen d'injectins vaginales de levure en suspension dans l'eau sucrée.

Enfin BEYLOT expérimentalement, puis CASSAET cliniquement, ont appliqué le pouvoir glycolytique des levures au traitement du diabète et ALBERT ROBIN, dans certains cas, en a tiré de réels avantages.

ACIDE NUCLÉINIQUE
NUCLÉINE ET NUCLÉINATE

Dérivés de la levure

Indications Thérapeutiques :

Tonique nervin, Excitant des défenses de l'organisme, Débilité accidentelle ou sénile et Troubles mentaux.

Posologie :

Par prise de 5 centigr. à 10 centigr., deux fois par jour.

Formes Médicinales :

NEUROTROPHOL (Voir aussi *Orchitine*) Granulé ou Elixir, association de suc orchitique, d'acide nucléinique et de glycérophospharsinate de soude. (Voir page 128.)

A. BIOCHIMIE

Les nucléines sont des substances protéiques qui entrent dans la constitution des noyaux cellulaires ; elles sont particulièrement riches en phosphore et en renferment de 5-6 0/0. Elles se dédoublent sous l'influence successive des alcalis dilués et des acides, en matières protéiques et acide nucléinique, ce dernier renfermant 8-9 0/0 de phosphore ; l'acide picrique effectue de même la séparation en précipitant complètement les matières albuminoïdes et laissant l'acide nucléinique à l'état de pureté en solution (LEVENE). Enfin, il est possible, par simple mélange d'acide nucléinique et d'albumine, de reconstituer une nucléine.

Les nucléines, et par conséquent les acides nucléiniques qui en dérivent, se retirent des noyaux cellulaires de différents organes : pancréas, thymus, mamelles, des lai-

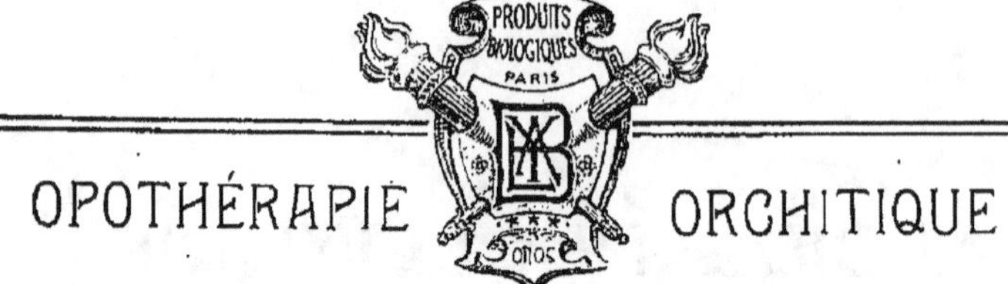

OPOTHÉRAPIE ORCHITIQUE

NEUROTROPHOL

Elixir ou granulé à base de
Glycérophospharsinate disodique,
de Nucléinate de soude, d'hormones orchitiques

Rénovateur cytoplasmique
Excitant de la nutrition
Tonique neuro-musculaire

Neurasthénies - Tuberculose
Sénilité - Chlorose
Asthénies musculaires
Insuffisances génitales

POSOLOGIE

ELIXIR : Adultes : 1 verre à liqueur après chaque repas.
Enfants : 1 cuillerée à dessert ou à café après chaque repas.

GRANULÉ : Adultes : 3 cuillerées à bouche par jour,
à prendre dans un peu d'eau, le matin, à midi et le soir.
Enfants : 1 à 3 cuillerées à café, suivant l'âge.

LES ÉTABLISSEMENTS BYLA, 26, Avenue de l'Observatoire, **PARIS**

tances, des œufs, de la levure, etc. Suivant qu'on s'adresse aux nucléines extraites de l'animal ou à celles retirées des végétaux, on obtient des acides nucléiniques qui diffèrent par leur constitution chimique.

Constitution de l'acide thymonucléinique. — C'est le mieux connu; étudié par KOSSEL, NEUMANN, BRIGE, FISCHER, LEVENE, il est constitué par la combinaison de quatre molécules d'acide phosphorique avec deux bases puriques : l'adénine et la guanine, deux bases pyrimidiques : la thymine et la cytosine, et cinq molécules d'un hydrate de carbone qui, à l'hydrolyse profonde, fournit de l'acide lévulinique.

Acide nucléinique de la levure. — On retrouve bien ici, comme pour l'acide thymonucléinique, une proportion élevée d'acide phosphorique, mais les constituants moléculaires basiques et hydrocarbonés diffèrent. C'est ainsi que l'hexose est remplacé par un pentose : l'inosine, qui entre en combinaison directe avec les bases puriques : adénine, pour former l'adrénosine, guanine pour former la guanosine; avec les bases pyrimidiques : cytidine, pour élaborer la cytosine, et uracile pour constituer l'uridine. Autre différence encore, la thymine est remplacée par l'uracile.

Au point de vue du dédoublement dans l'organisme de l'acide nucléinique par les ferments, il semble qu'au moins trois enzymes entrent en jeu. Dans une première phase, l'acide nucléinique est décomposé en ses quatre constituants primaires, les mononucléotides, par la nucléinase. Dans la seconde, ces produits sont à leur tour scindés par les nucléotidases en acide phosphorique et en nucléosides correspondants. Dans la troisième intervient la nucléosidase qui hydrolyse ces derniers en hydrate de carbone et base purique ou pyrimidique; ces ferments ne se trouvent pas dans le suc gastrique ni le suc pancréatique, ce qui permet d'éliminer l'hypothèse de la décomposition tryptique ou pepsique des acides nucléiniques. Ils sont présents dans l'intestin, le foie, le rein. Cet acide est, pratiquement, le seul qui soit utilisé en thérapeutique.

B. PHYSIOLOGIE

Etant donné la présence constante de la nucléine dans les noyaux et l'importance du rôle que ces noyaux semblent jouer dans la multiplication et le développement des cellules, on a attribué à ces substances des fonctions multiples et essentielles. MIESCHER et BUNGE les ont considérées comme des aliments des cellules nerveuses et germinales. BRIEGER et KOSSEL leur attribuent les propriétés anti-toxiques dévolues aux sécrétions leucocytaires; GOTO, PAUL et HIS pensent qu'elles sont des solubilisants physiologiques de l'acide urique, et POUCHET et CHEVALIER ont montré que, agissant à la fois sur les accélérateurs et les modérateurs du cœur, elles exercent une action tonique sur la circulation.

Au point de vue clinique, les nucléines témoignent de deux propriétés fondamentales : elles s'accumulent dans le foie et le sang et facilitent la fixation de l'azote et du phosphore (LŒVI, HÉRING) : c'est leur propriété métabolique; elles déterminent une hyperleucocytose marquée et élèvent l'index opsonique (CHANTEMESSE) : c'est leur propriété diaphylactique. L'une et l'autre ont été utilisées en thérapeutique.

Indications et *posologie*. —— Les nucléines et l'acide nucléinique ont été préconisés dans les maladies de la nutrition, dans la goutte notamment, comme uricolytique, par GOTO, dans l'anémie par TABOZZI, et dans les troubles nerveux et mentaux par FISCHER et DONATH, qui utilisèrent aussi et de préférence les injections de nucléïnate de soude. Des améliorations satisfaisantes ont été ainsi obtenues, principalement dans les états dépressifs et la neurasthénie. Contre les infections, c'est surtout le nucléinate de soude dont on use en injections hypodermiques et intramusculaires et même, plus rarement, intraveineuses. L'injection est suivie d'une réaction générale, avec frisson, fièvre élevée, leucocytose intense, et d'une réaction locale (dans le cas d'injections sous-cutanées) avec tuméfaction diffuse, rougeur et douleur, qui dure 48 heures environ. Cette médication a donné de bons résultats dans l'érysipèle, la pneumonie et la bronchopneumonie, la fièvre typhoïde et CHANTEMESSE insiste sur l'augmentation de résistance de l'organisme qu'elle entraîne notamment en modérant l'inflammation péritonéale après perforation. Dans la grippe, THIROLOIX, LYON, JOSUÉ l'ont également utilisée, et AUDOUIN et MASMONTEIL la regardent comme la meilleure expression de la méthode leucogène, qui, en accroissant les défenses leucocytaires, réalise une protection efficace contre les infections.

L'acide nucléinique est un excitant tonique des fonctions nerveuses en même temps qu'un agent de leucopoïèse. Il est donc spécialement indiqué, d'une part dans les états dépressifs consécutifs au surmenage physique, aux chocs nerveux, dans la neurasthénie, la débilité infantile et le rachitisme, de l'autre dans la convalescence des maladies infectieuses, pneumonie, grippe, fièvre typhoïde, dans le lymphatisme, la scrofule, la prétuberculose et les tuberculoses torpides, où il produit des améliorations très intéressantes.

Les Rapports
de la Clinique et du Laboratoire

La technique s'est considérablement perfectionnée dans ces dernières années. Aux procédés relevant de l'examen clinique pur, dans lequel interviennent les instruments d'un maniement courant, tels que le stéthoscope, le thermomètre, les sphygmomanomètres, etc., sont venues s'adjoindre des méthodes plus délicates, qui nécessitent un outillage faisant partie des laboratoires annexés actuellement à tous les services des hôpitaux (G. HAYEM).

L'existence des laboratoires d'études biologiques est devenue une nécessité après avoir été l'apanage des hôpitaux des grandes villes, ces institutions se sont multipliées pour se mettre à la disposition de tous les médecins et de leur clientèle. La chimie biologique possède maintenant des méthodes aussi précises que celles employées en chimie minérale. La bactériologie, avec le perfectionnement et l'établissement rationnel des méthodes de culture, avec les progrès que la chimie a fait faire aux colorants, devient une science de plus en plus précise.

L'étude de l'organisme humain et de ses fonctions présente encore bien des indécisions, bien des obscurités ; mais le travail de chaque jour, les observations répétées, éclaireront peu à peu ces inconnues. Le passé nous est garant de l'avenir.

Les praticiens qui auront appris les recherches à faire exécuter pour que la connaissance des cas pathologiques soit aussi complète que possible ; qui n'ignoreront pas combien la clinique a besoin d'être éclairée dans les maladies d'origine bactérienne comme dans celles qui sont causées par une transformation ou une altération des éléments du sang ou de la cellule, trouveront dans les recherches du laboratoire la confirmation de leurs observations. La biologie, la physiologie et la bactériologie paraissent si intimement liées, qu'il est quelquefois difficile de déterminer à laquelle de ces sciences appartient tel phénomène. Le laboratoire doit posséder personnel et matériel aptes à étudier simultanément ces trois sciences. Il doit s'appliquer à discerner parmi les nombreux procédés publiés journellement, ceux qui présentent le plus de précision et aussi le plus de rapidité. Les méthodes difficiles, propriétés des scientifiques purs, ne sauraient, à cause de leur finesse, être agréées des cliniciens qui « dédaignent les méthodes trop précises ou trop sensibles, car ils ont appris à l'école de la clinique à se défier des finesses excessives. Il faut être intransigeant sur la sécurité d'un procédé, sur la certitude qu'il ne comporte pas des erreurs systématiques échappant aux corrections; mais on peut être indulgent sur le degré de précision; si faible soit-il, il est presque toujours supérieur aux différences créées par les variations spontanées des phénomènes qui sont l'objet des recherches cliniques ». (BARD.) Examinons brièvement les différentes sources de recherches réclamées par le clinicien.

L'Urologie, qui longtemps fut la seule science accessoire à la médecine pratique et qui était presque uniquement cantonnée dans la recherche de l'albumine, a pris une ampleur considérable. La recherche et le dosage des éléments normaux : azote, chlore, soufre, ammoniaque, etc., et des produits pathologiques; la différenciation des albumines, l'examen approfondi des sédiments, leur étude au point de vue bactériologique, sont d'un usage courant et sont, de ce fait, l'objet de recherches innombrables établies pour le plus grand nombre sur des bases solides. C'est ainsi, par exemple, que dans la détermination des néphrites, l'épreuve au bleu de méthylène, détermine la perméabilité rénale. Les dosages de l'urée urinaire et sanguine permettent l'établissement de la constante d'Ambard, qui fixe le degré de l'altération tubulaire, en même temps qu'elle autorise l'établissement du pronostic.

L'Hématologie, science relativement nouvelle, semble avoir fait encore de plus grands progrès. La numération globulaire, la formule leucocytaire, ont contribué largement à l'étude et au traitement des anémies et à la découverte des formations purulentes et cancéreuses.

L'Hémoculture, avec toutes ses variantes, devient aussi indispensable et aussi fréquente que l'analyse d'urine, car elle apporte une confirmation matérielle du diagnostic établi; ainsi elle permet le classement des races typhiques (EBERTH, Para A et B), la détermination des différentes septicémies (streptocoque, entérocoque, pneumobacille, *micrococus melitensis*, etc.). Nombre de maladies sont dépistées par l'examen bactériologique ou la culture des hôtes du sang dans les milieux appropriés.

La réaction dite de « Wassermann » dont la technique se perfectionne chaque jour, est d'une importance reconnue de tous les médecins.

Le liquide céphalorachidien est comparable en tous points au sang, pour les nombreux documents qu'il peut fournir. La différenciation des méningocoques présente en outre l'intérêt considérable de pouvoir établir un traitement efficace par l'utilisation du sérum approprié.

Les épanchements pathologiques des séreuses, plèvre, péricarde, péritoine, articulations, les liquides de kystes sont aussi l'objet de recherches multiples. C'est ainsi que le médecin peut être fixé sur la nature des pleurésies, des arthrites, etc.

Les pus, les crachats, les exsudats vaginaux et uréthraux, le liquide spermatique, sont surtout l'objet d'examens bactériologiques. La différenciation des espèces par la sélection des milieux de culture, éclaire le clinicien dans des cas quelquefois obscurs, et a l'avantage de permettre la préparation des auto-vaccins qui facilitent la guérison rapide de certaines affections à microbes multiples.

La lait de femme et aussi celui de l'animal, qu'il soit destiné à l'alimentation de l'enfant ou de l'adulte, sont l'objet d'études très précises. Si le chimiste n'est pas toujours en mesure de conclure à une fraude, dans le lait de vache, il ne manquera pas d'en déterminer la valeur réelle.

Les mucosités de la bouche, de la gorge et du nez, réceptacles de tous les microbes de l'air qui s'y multiplient au point d'envahir quelquefois tout l'organisme, donnent des renseignements précis au début de la maladie, confirment la guérison et autorisent le retour du malade au milieu des agglomérations. C'est ainsi que l'examen de la gorge et du nez après la diphtérie et la méningite cérébrospinale, dépiste les porteurs de germes capables d'allumer de nouveaux foyers d'épidémies.

Le suc gastrique, les matières fécales apportent des documents précieux pour la détermination des maladies des organes digestifs. Dans les matières fécales, on trouvera aussi les traces des hôtes de l'intestin. Certaines anémies, voire même l'appendicite, sont uniquement causées par des helminthes résidant dans l'intestin et dont on ne peut généralement reconnaître l'existence que par la présence de leurs œufs dans les matières excrémentitielles. La recherche du sang dans les fèces confirme le diagnostic d'ulcère stomacal.

Il ne faut pas oublier l'étude de l'eau d'alimentation. Il est amplement démontré que l'eau est le véhicule de nombreux microbes, de parasites intestinaux et que, sous une apparence trompeuse, elle renferme des substances quelquefois dangereuses pour l'économie.

De cet exposé rapide et succinct, nous conclurons que le laboratoire est devenu aussi indispensable à la clinique, que le tuteur au jeune arbrisseau, qu'il apporte au médecin des arguments qui fortifient son diagnostic et facilitent le traitement du malade par l'application de procédés qu'il connaît, mais que les obligations de sa profession ne lui laissent pas le temps de rechercher.

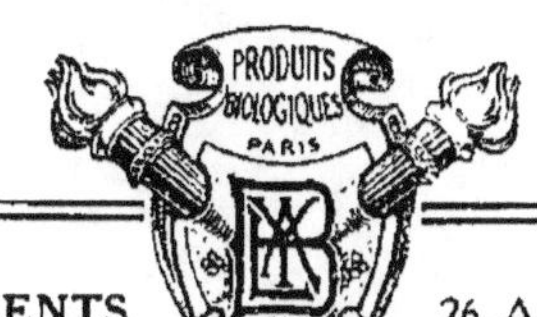

TABLE DES MATIÈRES

A

Moderne Imprimerie, 37, rue Gandon, Paris.